PTGの可能性と課題
Posttraumatic Growth

宅 香菜子 *Taku Kanako*……●編著

宅 香菜子 *Taku Kanako*
上條菜美子 *Kamijo Namiko*
開 浩一 *Hiraki Koichi*
清水 研 *Shimizu Ken*
副島尭史 *Soejima Takafumi*
大城 怜 *Oshiro Rei*
上別府圭子 *Kamibeppu Kiyoko*
小澤美和 *Ozawa Miwa*
近藤 卓 *Kondo Taku*
中込四郎 *Nakagomi Shiro*
荒井弘和 *Arai Hirokazu*
上野雄己 *Ueno Yuki*
千葉理恵 *Chiba Rie*
堀田 亮 *Horita Ryo*
小塩真司 *Oshio Atsushi*
西 大輔 *Nishi Daisuke*
平野真理 *Hirano Mari*
脇本竜太郎 *Wakimoto Ryutaro*
若島孔文 *Wakashima Koubun*
張 新荷 *Zhang Xinhe*
森川夏乃 *Morikawa Natsuno*
内田由紀子 *Uchida Yukiko*
鈴木伸一 *Suzuki Shin-ichi*
松井智子 *Matsui Tomoko*
伊藤正哉 *Ito Masaya*
中島聡美 *Nakajima Satomi*
新明一星 *Shinmei Issei*

金子書房

はじめに

　本書は，「ポストトラウマティック・グロウス（心的外傷後成長）」，すなわち非常につらい出来事をきっかけとした人間としての成長という現象，およびその近接領域のテーマに関して，これまでどのような研究がなされてきたか，そして臨床実践がどう積み上げられてきたか，今後の可能性と課題を一冊に集約したものである。

　そのテーマは，ポストトラウマティック・グロウス（Posttraumatic Growth）の頭文字を取って，PTGと呼ばれている。PTGとは，心的外傷を引き起こすような大変つらい出来事や突然の不幸な出来事など，危機的な状況に直面した人々が，さまざまなストレスを経験しつつも，それと向き合う結果生じる人間としての成長を表す。

　PTGの研究が始まって約20年が経過した。この20年の間にPTGという用語の認知度は徐々に高まり，研究も増加している。むろん，危機をきっかけとした人格的な成長というテーマ自体は決して新しいものではない。人類の歴史の中で，困難に遭遇したことで成長を経験した人の報告は枚挙に暇がない。しかし，「PTG」と名付けられたことで，これまでにはなかったような実証研究が積み重ねられるようになった。

　1990年代に特にアメリカを中心としてこのようなテーマが多く現れてきた背景には，それまでの心理学や医学が，人の「問題になっているところ，足りないところ，負の側面」に特に焦点を当ててきた反省があったと言える。大変な不幸，災難に遭遇した人が抱える情緒的・社会的・認知的・行動的な困難に着目し，いわばマイナスをどうゼロに戻すかという視点に重きが置かれていたことへのアンチテーゼと言えよう。

　そういった過去に学び，「マイナスの部分を回復すべき」対象として人に注目するのではなく，「プラスに転じる」可能性をかねそなえている対象として，プラスもマイナスもひっくるめて，人全体の成長・発展を理解しようとする姿勢から生まれてきたテーマだと言える。

　ちょうどそのころ，アメリカでは2001年9月にアメリカ同時多発テロ事件

が起き，2005年8月にはハリケーン・カトリーナがアメリカ南東部を襲った。被害に遭った方そして被災された方から，苦しみや悲しみ，怒り，抑うつ，心身のストレスといった報告とともに，PTGのような，その出来事なしではありえなかったような経験が少なからず報告されたことも，PTGの研究を後押しすることとなった。

わが国においてPTGが紹介されたのは，2000年代はじめのことである。最初はこの研究テーマに特に関心をもつ数名の研究者が，英語の論文を読みつつ，自分たちのフィールドで面接を実施したり，尺度を開発したりして，危機に引き続く成長についての事例を収集していたように思う。特に「PTG」というキーワードは用いておらずとも，不登校やいじめをきっかけにこころの成長を遂げた中学生や高校生の事例，命にかかわる病だと診断を受けたことをきっかけに成長が語られた事例などは，臨床心理学や健康心理学，看護学，教育実践場面等の領域で多数報告されていた。

2007年にこのPTGを比較的簡易な質問紙によって測定することができる「PTGI（心的外傷後成長尺度）」の日本語翻訳版が出版され，近接領域である「ベネフィット・ファインディング」や「レジリエンス」，「意味づけ」に関しての研究も増加していたことで，日本におけるPTG研究が加速することになったと思われる。

そのようななか，2011年に，東日本大震災が起きた。ソーシャルネットワークサービスの広がりも背景に，世界中で「日本人の強さ」「東北魂」「冷静な行動とモラル」などが紹介された。あれから5年がたつ。復興への道は先が長く，今も解決できていない課題が山積みである。先が見えず，苦しみや悲しみ，怒りのもって行き場がない状況で，何ができるのかが問われている。

PTGとは，暗い部分にふたをして，明るい部分だけに光を当てることではないはずだ。どうすることもできないような状況，これまで信じてきたすべてのことが崩れてしまったような状況で，人はどう生きるのか，それが人間としての成長を遂げるということではないかと考える。

人としてどう生きるのかに通ずる「道徳」が，2018年から小中学校で教科として本格的に導入されるようになる。それに先駆けて，北野武が『新しい道徳——「いいことをすると気持ちがいい」のはなぜか』（幻冬舎，2015）の中で「子

どもの心の成長に関しては，発達心理学だの児童心理学だの，いろんな科学的な研究成果が出ているはずだ。どうしても子どもに道徳を教えたいなら，そういうものをもっと研究して，それから新しい道徳を作った方がいいんじゃないか」(p.134) と書いている。「こころの成長」を研究する者として，この20年で何を明らかにしてきたのか，今後の可能性と課題について何を表に出せるのか問われているように受け取った。

　実はこのテーマに関心をもつ有志で，2010年の6月から「PTG・レジリエンス研究会」を立ち上げ，2015年で第4回を迎えている。年を追うごとに参加者も増え，延べ250名くらいの方がこれまで参加された。今では，心理学，医学，看護学，教育学，社会学など専門領域の垣根を越えて，いろいろな分野でPTGに関する研究が開始され，臨床実践場面への応用が議論されている。東北大学でもPTG支援機構が立ち上がり，PTGグループの活動が続いている。

　そこでのメンバーを含め，本書には，PTGおよびその近接領域のテーマに関して研究ないしは臨床実践に第一線で携わっている先生方がご寄稿くださっている。日本国内におけるPTGおよび近接領域に関する議論の最先端を集めたものだと自負している。

　ここで本書の構成について紹介する。

　第1章では，PTGの定義を解説し，その生起メカニズムを説明している理論モデルを紹介する。第2～5章ではPTGの実証的な研究に焦点を当て，質的データと量的データから議論が展開される。両者は相補的な関係にあるため，これからPTGの研究に取り組もうとする人にとって，特に有用な内容になっている。

　第6章ではアスリート，スポーツ心理学の観点から，第7章では近接概念であるベネフィット・ファインディングの観点から，そして第8，9章では社会人格心理学の観点から，それぞれのテーマについて論じ，PTG研究の可能性と課題への理解を深める。

　第10～12章ではPTGの応用可能性を論じるために，メンタルヘルスや心理臨床の立場から議論が展開される。そして第13章に，これらを総括して，PTG研究の将来の課題や展望，そして今問題となっている課題について解説することで，PTG研究全体の意義，問題点，そして今後の可能性を明らかにしよう

と試みた。

　そして，章の中で触れることのできなかった需要なテーマは，コラムの形で収録させていただいた。

　「人が危機をきっかけとして成長する」とはどういうことかに関して，世界で統一見解があるわけではない。人によって，社会によって，解釈や考え方は異なる。本書にはそのうち27名の研究者および臨床家の議論が展開されており，その多様性の一端がうかがえるはずである。今後どのような研究上の，そして実践上の取り組みが必要かについて考えるきっかけになればと願う。

　PTGおよび近接領域のテーマに興味のあるすべての人，看護学・心理学・医学・社会学・教育学・宗教学等，各領域の先生方や学生の方々，実践家，精神保健福祉士や看護士，心理士などコメディカルスタッフや，被災者支援や被害者支援に携わるすべての人々に読んでいただきたい。

2016年1月

編著者　宅 香菜子

目　次

はじめに　宅 香菜子　i

第Ⅰ部　ＰＴＧの定義と理論的枠組み

第1章　PTGとは ……………………………… 宅 香菜子　2
　　　　──20年の歴史
　　　1　PTGの定義　2
　　　2　PTGの理論モデル　9

◆コラム　PTGと熟考・信念の揺さぶり　上條菜美子　18

第2章　成長の旅路を伴走する…………………… 開　浩一　20
　　　　──サバイバーの語りから学んだこと
　　　1　はじめに　20
　　　2　現場を歩くことから始める　21
　　　3　PTGを問いかける　22
　　　4　インタビューの流れ　23
　　　5　PTGの質的研究からみえてきたこと　25
　　　6　PTGの5因子がいつどのように生じるのか　28
　　　7　PTG研究者として新たに直面している葛藤　30
　　　8　おわりに　32

**第3章　がん医療におけるPTG研究と
　　　　臨床への活用**……………………………… 清水　研　35
　　　1　はじめに　35

2　がん体験者における心的外傷後成長に関する質的研究　36
         3　がん臨床において「心的外傷後成長モデル」の視点が
            もたらすもの　42

第4章　がん患者や，きょうだい・家族を対象としたPTG
　　　　研究 ………… 副島 堯史・大城　怜・上別府 圭子　50
         1　がんという心的外傷体験　50
         2　がん患者・経験者，その家族のPTG　53
         3　まとめ　58

◆コラム　PTGと小児科臨床　小澤美和　63

第5章　PTGと自尊感情にまつわる研究を
　　　　もとに ……………………………………… 近藤　卓　65
         1　いのちの教育と自尊感情　65
         2　PTGと関連の深い概念　70
         3　PTGとパーソナリティ　73
         4　自尊感情とPTG　75
         5　まとめ　77

第Ⅱ部　近接概念の研究から見るPTG

第6章　アスリートにみられる危機的事象からの
　　　　成長 ………………………………………… 中込 四郎　82
         1　はじめに　82
         2　アスリートの危機様態とアイデンティティ形成　83
         3　アスリートが相談室を訪れるとき　86
         4　アスリートのコツ獲得事象の発達的意味　91
         5　おわりに　95

◆コラム　大きなストレスを経験している人にこそ
　　　　スポーツを　荒井 弘和　97
　　　　スポーツ場面におけるレジリエンス　上野 雄己　99

第7章　ベネフィット・ファインディング　…千葉 理恵　101
　　　――精神疾患をもつ人々を対象とした研究をもとに
　　1　ベネフィット・ファインディングとは　101
　　2　精神疾患をもつ人々のベネフィット・ファインディング　103
　　3　ベネフィット・ファインディングの評価　105
　　4　精神疾患をもつ人々のリカバリーとベネフィット・ファインディング　108
　　5　ベネフィット・ファインディングは促進されるか　109

◆コラム　体験の意味づけとPTG　堀田　亮　115

第8章　パーソナリティ研究から見た「成長」　小塩 真司　117
　　1　パーソナリティ記述の変遷　117
　　2　5つの次元　119
　　3　長所と短所　120
　　4　現代という時代における適応　122
　　5　ポジティブな変化　124
　　6　変化　125
　　7　最後に　126

◆コラム　交通外傷後のPTG　西　大輔　131
　　　　思春期のPTGとレジリエンス　平野 真理　133

第9章　存在脅威管理理論（terror management theory）から見たPTG　…………脇本 竜太郎　135
　　1　TMT概説　136

2　TMTの知見　*138*
　　　3　TMTとPTGの類似点と相違点　*141*
　　　4　TMTとPTGの関連づけとその示唆　*144*

第Ⅲ部　心理臨床から見るPTG

第10章　PTGとソリューション・フォーカスト・ブリーフセラピー……………………若島 孔文　*152*
　　　1　東日本大震災前の経験　*153*
　　　2　東日本大震災後の経験　*154*
　　　3　弁護士会と協働する自死対策プロジェクト　*157*
　　　4　ソリューション・フォーカスト・ブリーフセラピー　*159*
　　　5　PTGとの関連性　*162*
　　　6　さいごに　*163*

◆コラム　仮設住宅住民におけるPTG　張　新荷　*166*
　　　　　PTGと被災者支援　森川 夏乃　*168*
　　　　　震災前後の幸福感の変化　内田 由紀子　*170*

第11章　認知行動療法から見たPTG　………鈴木 伸一　*172*
　　　1　はじめに　*172*
　　　2　PTGを阻む認知・行動的な悪循環とその影響性　*173*
　　　3　認知行動療法の基本的発想　*176*
　　　4　「今ここ」を促す認知行動療法の技法　*177*
　　　5　「今ここ」の道筋の先にあるPTG　*181*

◆コラム　PTGと援助要請行動　松井 智子　*184*

第 12 章　複雑性悲嘆における心的外傷後成長
　　　　　　　　　　……………伊藤 正哉・中島 聡美・新明 一星　*186*

　　1　複雑性悲嘆とは　*186*
　　2　複雑性悲嘆からの回復における心的外傷後成長　*190*
　　3　おわりに　*194*

第 13 章　PTG：その可能性と今後の課題　…宅 香菜子　*196*

　　1　課題 1：「PTG は PTSD の逆である」という
　　　とらえ方を再考する　*196*
　　2　課題 2：「PTG は結果である」というとらえ方を
　　　再考する　*199*
　　3　課題 3：「PTGI に含まれていない PTG がある」
　　　という視点を再考する　*203*
　　4　課題 4：「PTG」を臨床実践に応用するための議論を
　　　深める　*205*
　　5　課題 5：「PTG は矛盾をはらむ」ことを前提とした
　　　研究方法の確立　*208*
　　6　課題 6：「PTG は縦断研究でないとわからない」
　　　という考えの再考　*210*
　　7　まとめ　*211*

おわりに　宅 香菜子　*213*

索引　*215*

第Ⅰ部 PTGの定義と理論的枠組み

第1章 PTGとは
——20年の歴史

宅 香菜子

　PTG（ポストトラウマティック・グロウス：Posttraumatic Growth），心的外傷後成長は，書籍としては1995年，学会誌では1996年に，アメリカの2人の臨床心理学者，テデスキ（Tedeschi, R. G.）とカルフーン（Calhoun, L. G.）によって発表された。彼らは，人間性心理学や実存主義的心理学をはじめとする膨大な先行理論や研究知見，および自らの心理臨床経験をもとに，PTGと呼ばれる現象に関する理論モデルを構築した。それから今日までの約20年間，PTGに関する研究や臨床を通して，さまざまな議論が交わされ，今もその最中にある。
　第1章ではPTGに関するこれまでの研究の歴史に基づいて，その定義および理論モデルについて解説する。その際特に「PTG」という現象に限定して研究の概要を述べる。危機的な状況から人間が成長するという大きなテーマで人類の歴史全体を見たとき，PTGの20年の歴史はあまりにも短い。しかしながら，日進月歩の行動科学における研究という狭い世界では，20年という月日は思いのほか長く，PTG研究をめぐる議論や研究は大きな発展を遂げた。

1　PTGの定義

　PTGとは「トラウマティック」な出来事，すなわち心的外傷をもたらすような非常につらく苦しい出来事をきっかけとした人間としてのこころの成長を

指す（Tedeschi & Calhoun, 1996）。ただし，PTGのきっかけが「トラウマティック」な出来事だとは言っても，それが必ずしも我々が通常イメージする「トラウマ」とは限らない。以下ではPTGの契機となりうる出来事の性質について概観した後，PTGの操作的定義を示す。

(1) PTGのきっかけとなる出来事

　一般的に「トラウマティックな出来事」というと，米国精神医学会刊行の診断体系（American Psychiatric Association, 2013　日本精神神経学会日本語版用語監修　髙橋・大野監訳　染矢・神庭・尾崎・三村・村井訳　2014）で定義されているような，PTSD症状に深く関連した，生死にかかわる重大な出来事を意味する。また，人によっては幼少期に経験して長らくこころの傷として残るような無意識に抑圧されたトラウマを思い浮かべるかもしれない。しかし，PTGのきっかけとなる「トラウマティック」な出来事とはそういった狭義のトラウマに限定されない。

　例えば，自分がこころの底から信頼していた人に裏切られること，資格試験や入試の不合格通知を受け取ること，死ぬまで隠しておきたかった秘密が暴露されること，家族が障がいをもつこと，同居していた家族が引っ越していくこと，失業すること，また逮捕されること，などは，生死を左右するような狭義のトラウマには含まれないが，PTGのきっかけになりえる。

　これまでに，地震，台風，ハリケーン，津波といった自然災害，火災，犯罪被害，交通事故，薬害，がんと診断されること，脊椎損傷や先天性障がいなどさまざまな疾患や障がいをもつこと，死別，看取ること，経済的な問題，離婚や別居，また虐待などさまざまな家族の問題，いじめ，裏切りなど人間関係上の問題，差別問題，同性愛者のカミングアウト，またここに挙げたような出来事を経験している人の家族やパートナー，近い友人など，非常に幅広い対象でPTGの研究がなされてきた。本書でも，HIV感染者や災害および事故に遭った方々（第2章），がんサバイバー（第3，4章），震災に遭った方々（第9章），また，アスリートにみられる危機的事象からの成長（第6章）などが議論される。

　したがって，何らかのストレスを伴うような出来事はほぼすべてPTGの契機になりえると言ってよいだろう。テデスキとカルフーンは，2006年発行の

『心的外傷後成長ハンドブック』の中で「われわれは心的外傷，危機，重大なストレッサー，およびそれに関係する用語を基本的には同義のものとして用いている」と述べている（Calhoun & Tedeschi, 2006　宅他監訳　2014）。広い意味で，ストレスがかかるような出来事，例えば妊娠ないしは出産後のPTG，さらには孫ができたことに引き続くPTGについての研究も報告されている（Taubman-Ben-Ari, Shlomo, & Findler, 2012）。また，宇宙飛行士のPTGについても複数の研究報告が見られる（Suedfeld, Brcic, Johnson, & Gushin, 2012）。

　なぜ「PTG」と呼びつつ，このように「トラウマティックな出来事」ではない出来事もその対象に含められているかと言うと，PTGのメカニズムを考える際，出来事がその人の価値観や信じてきたことを揺さぶるような経験となったかどうか，という主観的経験が重要であるからだ。出来事が「トラウマティック」かどうかではなく，大きな衝撃を与えるようなものとして経験されたかどうか，人生観が変わるような影響力をもつものとして経験されたかどうかが重要だと考えられているからである。この点については本章第2節でもさらに述べる。

　PTGとは，これらさまざまな出来事，およびそれに引き続く精神的な葛藤やストレス，もがき，そして悩みの結果経験される人間としての成長と定義される。

(2)　広義のPTG

　広義のPTGは，上述したような出来事をきっかけとして経験されるありとあらゆるポジティブな変化，すなわち「人間としての成長」を指す。

　ここでは，一般的に人の健康について考える際の準拠枠として用いられる「生物・身体─心理─社会─精神性（倫理）」モデルにあてはめて考えてみたい。

　生物・身体面にみられるPTGとしては，ある出来事を経験したことで，自分の身体の状態によく気をつけるようになったり，健康増進に向けて食事や運動に注意するようになったりといった変化が挙げられる。また，大きなストレスがかかるような出来事を経験したあと，ある特定の生物学的機能や身体機能が，損傷した他の機能を補うかのように活性化するという変化もみられる。

　心理面では，その出来事を経験するまでは，考えなかったようないろいろな

ことを考えるようになったり，見方やとらえ方が以前と変わったり，広がったり，深まったり，あるいはまた柔軟になったり，といった変化がある。考え方を含む認知面の変化のみならず，行動上の変化が見られたり，性格そのものが変わったりといった変化が挙げられる。

社会面では，家族や友人，身の回りの人たちとそれまでとは違った関係を結ぶようになったり，ある出来事がきっかけとなって新たな人との出会いがあったりという変化が挙げられる。ひとりひとりが経験する変化に加え，複数の人の間でみられる人間関係の変化，また集団としての変化，集団と集団の関係の変化，そして地域社会全体の変化などがみられる。

そして精神性や倫理面では，その経験が，これまで信じてきた価値観を再検討するきっかけになったり，その出来事がなければ考えもしなかったような人間の存在，実存，意味，哲学といったことについて向き合うようになったりという変化が含まれる。

こういったすべての変化が，あるストレスを伴うような出来事に引き続いて経験されたとき，それが広義のPTGだと言える。

(3) PTGの操作的定義

狭義の定義を考えるにあたっては，PTGの評価方法に基づいてこの概念を操作的に定義するという方法がある。PTGの評価方法には「ベネフィット・ファインディング（Benefit Finding）」と呼ばれる概念を測定する尺度など，複数のアンケート項目が開発されている（第7章を参照）。なかでも，現在よく用いられているのが「心的外傷後成長尺度（PTGI：Posttraumatic Inventory, Tedeschi & Calhoun, 1996）」である。研究の結果，この尺度は大きく5つの因子から構成されていることがわかっている。したがって，狭義の定義は，これら5つの領域でとらえられる。

第1の領域は「他者との関係」にまつわる人間としての成長である。他の人とのつながりの中で経験される成長（例えば，友人や他人に対する接し方が変わった，相手を思いやる気持ちが強くなった，互いにつらいときには相手を頼ってもいいと思うようになった，など）がこの領域の例である。人間関係のあり方や付き合い方が変わるような体験がこの領域のPTGである。

第2の領域は，その出来事をきっかけに「新たな可能性」が生まれてくるような変化である。そのことなしでは起きえなかったような社会活動に参与するようになるという変化は，ややもすると出来事直後には重荷だと感じられるかもしれない。しかし，時間がたつにつれ，そういった活動を通して新たな出会いがあるなど，可能性の広がりが経験されることは珍しくない。それまで描いていた人生の道筋とは異なる方向性を余儀なくされるがゆえに，新しい可能性が開けてくるという内容のPTGである。自分の身に起きたことをきっかけとして，それまでには手に取ったこともないような本や雑誌に興味をもったり，テレビや映画を見るようになったり，ラジオを聴いたり，インターネット上のページやブログを見たりまたはそれらを利用して，自分の体験や意見，考え方を発信したりといった活動はその一例である。

　第3の領域は，「人間としての強さ」と呼ばれる内容の成長である。自分を自分自身がどうとらえるかという自己認知のポジティブな変容だと言える。多くの場合，予測し得ないような出来事，あるいは最悪な出来事が自分に起き，それでも今，自分はまだ生きているという現実をふまえ，自分で思っていた以上に自分というのは強い面があると感じることがこの領域のPTGの例である。どん底を経験した人の強さと呼ばれることもある。あまりに大きな出来事を経験したがゆえに，それ以後はちょっとやそっとのことではへこたれなくなった，自分という存在に自信がついてきた，自分自身の現実を受け入れることができる強さがついてきた，といった変化もこの領域のPTGの例である。

　第4の領域は，「精神性的な変容」と呼ばれる領域である。もともと信仰が篤い人であれば，その出来事がきっかけで，信仰心がより高まるかもしれない。また，信仰や宗教といったことについてあまり考えたことがなかった人が，それを機に考えるようになることもありえる。人間の存在，または人間の力を超えた現象や事柄に向き合うような変化もあるだろう。生き方について，魂について，先祖とのつながりについて，死ぬということについて，思いをめぐらせることもまた，この領域のPTGの例である。

　最後に第5の領域は「人生に対する感謝」である。当たり前のように今日と変わらない明日がくると思っていた以前の自分とは異なり，平凡な毎日に感謝の気持ちが強く感じられることがある。

PTGの操作的定義とは，PTGIという尺度でとらえることができる，以上5つの領域におけるPTGを指す。

(4) PTGの定義に関する3つの立場

過去20年間の研究では，PTGIという尺度を用いてPTGを操作的に定義するという立場に立った研究が多数を占めるが，すべての研究者がこのような操作的定義の仕方に賛成しているわけではない。ここでは大きく三つの考え方を紹介する。

第1の立場に立つ研究者は，上述の5つの領域でPTGを操作的に定義する。ただし，多くの場合PTGIの得点をそのまま全面的に信頼するのではなく，前提条件として，危機と呼ばれるような，大変なストレスがかかる出来事を自覚的に経験しているかどうかチェックする。例えば，調査対象者に過去3年の間に最もストレスを感じた出来事を特定してもらい，さらにその当時のストレスの程度を7段階評定で聞き（7が最もストレス度が高い），そのうち3以下の者を分析対象から外している研究もある（Cann et al., 2010）。

この立場に立つ研究者は，非常につらかったという出来事を経験した本人の主観によるPTG，すなわち自分自身がそのことをきっかけに成長したと感じているかどうか，あるいは，その出来事をきっかけとして上述した5つの領域のどれかにおいて自分が良い方向に変わったという自覚があるかどうか，を重視する。そして，PTGIで測定される5つの領域の少なくとも1つの領域において，本人が，「あの出来事がきっかけでこういった変化が自分にあった」と自覚しているとき，この第1の立場に立つ研究者はそれをPTGと呼ぶ。

第2の立場に立つ研究者は，主観に依存せず，客観的に見た変化を重視する。自分でPTGの自覚があるかないかにかかわらず，客観的に見て，ある出来事をきっかけとして良い方向に変わったという事実をもってPTGと呼ぶ考え方である。例えば，第1の考え方では，「あの出来事がきっかけとなって，自分自身，他の人を思いやる気持ちが強くなった」という自覚があればそれをPTGだととらえるが，第2の考え方では，客観的に，実際の生活の中で，ある出来事の前と後を比較した際，他人を思いやる言動が具体的に増えたり，会話や行動の性質がそのような方向に変化したりしていれば，それをもってPTGと呼ぶ。

第2の立場の見方は，人が自分の，そして人間という存在そのものの有限性，死の脅威を感じるとその不安にさまざまな仕方で対処するがゆえに，一見PTGに見える変化も実は一時的な防衛反応に過ぎないのではないかという議論とも通ずる。この現象はTMT（Terror Management Theory：存在脅威管理理論）と呼ばれているテーマで研究が展開されている（第9章を参照のこと）。

　このような立場に立つ研究者の中でも，重点の置き方によって若干の違いがある。

　例えば，行動上での変化を重視する研究者の場合には，向社会的行動（愛他的行動）が増えること，適切な自己表現が増えること，自己表現の性質や内容が良い方向に変化すること，あるいは社会に貢献するような行動，活動が増えること，などをもってPTGだととらえる。

　この立場に立つ研究者の一人に，ホブフォール（Hobfoll, S. E.）がいる。彼はこのような行動を伴ったPTGのことを「Action-focused growth（行動を重視した成長）」と呼び，行動を伴わないPTG，つまり認知面のみを重視したPTGにはあまり意味がなく，PTGは行動上の変化を伴ったときにこそ意味があると主張している（Hobfoll et al., 2007）。

　一方，内面を重視する研究者の場合には，パーソナリティ，つまりその人の人となり，性格が，ある危機的な出来事をきっかけによい方向，プラスの方向に変化することをもってPTGと呼ぶ。あたかも人間が生まれ変わったかのように，ある出来事をきっかけとして，人の性格そのものが大きく変わったとき，それこそがPTGだという考え方である（Jayawickreme & Blackie, 2014）。

　さらに，人が生きるためには種々の資源が必要であり，危機的な出来事を経験したことによって一旦失った資源の回復・増加をもってPTGだととらえる研究者もいる。上述のホブフォールもその一人である。その場合には，例えば個人資源としてストレス状況からの回復力を表すレジリエンス特性が，ある危機的事象を経験したことによって以前より高まることをもってPTGだととらえる。レジリエンスやパーソナリティとPTGの関連は第8章で議論される。その他の個人特性，例えば自尊感情（第5章）との関連も，後の章で議論される。

　また，社会資源としては良いソーシャルサポートが増加すること，情報資源としては，ある経験や事象に関する知識が増えること，また身体的資源として

は，何らかの身体・生物学的機能の向上（例えば眠りの浅かった人が熟睡できるようになること），などをもってPTGの一側面だととらえる考え方である。

　第3の立場に立つ研究者は，この両者，すなわち主観的変化および客観的変化の両方が必要であろう，という考え方をとる。主観的に自分はその出来事をきっかけとして人間的に成長したという自覚があり，なおかつ客観的にもその人の言動や人となりが変わったと認められた場合に，それがPTGという現象に最も近いであろうという考え方である。

　今日，PTGを研究する者の多くは，具体的な研究方法としてどのようなアプローチを採用するかという点において，重心が第1の考え方に置かれたり，あるいは第2の考え方に置かれたりという差はあるものの，多くは，この第3の立場に依拠していると言ってよいであろう。

　むろん，これ以外にもさまざまなPTGのとらえ方がある。例えば長期的かつ持続的な性質を兼ね備えている場合に本来のPTGと呼ぶべきである，といった考え方である。研究する者によってこれらさまざまなとらえ方があることが，本章のあとに続く各章でも明らかにされるだろう。またこういった価値観の反映，定義の多様性はPTGの研究がさらに発展を遂げる可能性につながる一方で，発展を妨げる障壁，そして課題になりえる。PTGとはどういうことなのかについて，その可能性や今後の課題は，第13章でも議論する。

2　PTGの理論モデル

　PTGはどのような道筋で生じると説明されているのか，テデスキとカルフーンによるPTG理論モデルを紹介する。彼らは1998年に最初のPTG理論モデルを発表し（Calhoun & Tedeschi, 1998, p.221），それから若干の改訂を経て，2004年に今日よく知られているPTG理論モデルを発表した（Tedeschi & Calhoun, 2004）。このモデルの日本語訳は『PTG　心的外傷後成長——トラウマを超えて』（近藤, 2012, p.6）にも紹介されている。

　その後，PTGと健康についての実証的研究に基づいた議論の高まりをふまえ，PTGそのものが必ずしも直接，ウエルビーング（安寧・幸福）や人生に対する満足度を導くわけではないものの，PTGが英知の高まりなど他の要因

をもたらすがゆえに，間接的に幸福や満足度に影響を及ぼすという関連性を含めた最新版のモデルを発表した（Calhoun, Cann, & Tedeschi, 2010, p. 6）。

このモデルを図1-1 に示し，以下7つの要素から，PTG の生起メカニズムについて説明する。

(1) 中核的信念の揺さぶり

PTGモデルで関心が高いのは，上から二つ目に記されている，「信念や世界観を揺るがすような破壊的な出来事」がPTGの引き金として必要不可欠であり，それが前提条件となる，という部分である。

先に，PTGのきっかけとなる出来事は狭義のトラウマに限らないと述べたように，自分がこれまで信じてきた価値観や信念を大きく揺さぶり，打ち砕くような出来事がPTGのきっかけになると理論化されている。

客観的に見て大きな苦痛を伴うに違いないというような出来事を経験したとしても，そのことで信念が根底から崩れたり，世界観が崩壊するといった経験につながるかどうかには「個人差」がある。同様に，客観的に見るとトラウマと呼ぶほどのことはない，というような出来事であったとしても，本人にとっては目の前が真っ暗になるような経験であり，自分がこれまでに積み上げてきたすべてのことが打ち砕かれるような経験になるという場合は多くある。これらの「世界観や信念」は，置かれている時代，社会，「文化の影響」を受ける。

(2) 情緒的苦痛

中核的信念が揺さぶられるような出来事を経験したからこそ，「情緒的苦痛」が伴い，「想定してきた信念が試され」，「人生の目標やナラティブの混乱・破壊」が引き起こされる。この点で，自分に対するチャレンジのように，自ら主体的に選択して経験するような出来事と，PTGの引き金として考えられている出来事には根本的な違いがある。

成長したい，自分を変えたいという気持ちがあって，自ら進んで，強い情緒的苦痛を伴う出来事に挑むことは多々ある。成功しないかもしれない，取り返しがつかないような失敗になる可能性もある，という状況で一か八か挑むことが後に大きな飛躍の機会になることは少なくない。しかし，そのように自分の

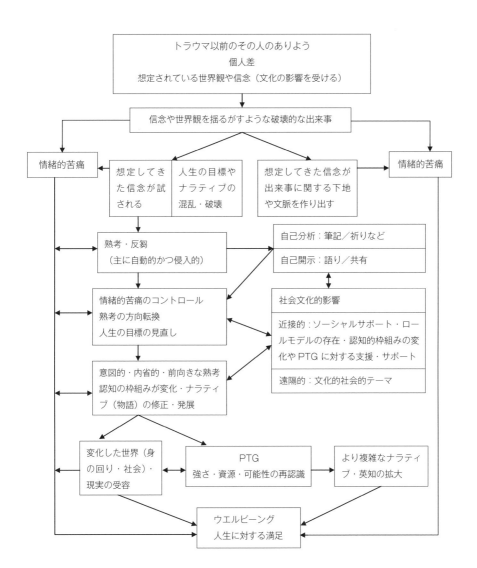

図1-1　PTG の理論モデル（Calhoun, et al., 2010 を筆者訳）

意志で望んで経験する出来事と，PTGの理論モデルで想定されている出来事とは大きく異なる。

　PTGのきっかけとなる出来事は，自分が望んで経験したものではない。避けがたい出来事に遭遇し，そのことによって自分の人生の目標が打ち砕かれ，これからどう生きていったらよいかがまったくわからなくなったり，人生設計が破壊されたと感じるような出来事である。そのため情緒的苦痛は避けられず，自分の人生が狂ったと感じ，こんなはずではなかったのにと耐えがたい苦痛を経験する。その苦痛の程度は，これまで自分がいだいてきた価値観や信念の影響を受ける。すなわち，「想定してきた信念が出来事に関する下地や文脈を作り出す」。

(3) 熟考・反芻

　第3は，その耐えがたい精神的苦痛をなんとか緩和しようとして，ほぼ「自動的」に行われる認知的営みである。出来事の直後には，考えたくなくてもいつのまにかそのことを考えていたり，同じことがぐるぐると頭の中をめぐっていたり，また，まったく別のことをしていても，その考えが「侵入的」に頭の中に浮かんできて，自分が今していることに集中できないという状態が続くことが多い。これが「熟考・反芻」の過程である。

　少しでも苦痛が和らぐようにと，気晴らしをしてみたり，他の人と話をしてみたり，なるべく回避しようとしたり，人はいろいろな対処を取る。それが功を奏す場合もあれば，同じことが頭の中から離れず，どれだけ考えても出口のない真っ暗なトンネルの中にいるような気持ちになる場合もある。この思考を，主に「自動的かつ侵入的」な性質を有する「熟考・反芻」と呼んでいる。

(4) 自己分析と自己開示

　この先の見えない反芻の内容や方向性が，徐々に変わっていくプロセスを促進するのが，「自己分析」と「自己開示」である。熟考の性質は，ただ時間の経過に従って自然に変わっていくとは限らず，その時間の経過の中で何をするかが重要である。

　ここでいう「自己分析」とは，その出来事を経験した自分が，今，ここで感

じていることや考えていることを，日記や手紙のような形で「筆記」し，整理したり，自分の考えや気持ちを落ち着かせたりするために瞑想に取り組んだり，静かに「祈り」を捧げたりすることを指す。自分を圧倒するような感情や情緒的苦痛，反芻を客体視するような認知的活動によって，熟考の性質が徐々に変わるきっかけとなる。

自己分析だけではなく，信頼できる人と話をすること，「自己開示」することも反芻の性質を変えるのに役立つ。

自分の身に起きたことや，自分が反芻している内容を安心して「語る」ことができ，また聞き手の方がそれに対して共感的かつ支持的な反応を返してくれたと感じることができれば，その相互作用が熟考の性質の変化を促進する。

ただし，自己開示が重要だとはいっても，精神的苦痛を打ち明けた際にそれが軽く受け止められてしまったり，批判されたり，あるいは他の人および他の状況と比べられてしまったり，という反応が返ってきて，充分受け止めてもらうことができなかったと感じた場合には，「情緒的苦痛のコントロール」に逆効果となる可能性も高い。侵入的な性質をもっていた熟考が落ち着くのではなく，むしろ強化されてしまう可能性もある。したがって，語りが「共有」されるという経験が重要である。

(5) 意図的・内省的・前向きな熟考

これらのプロセスによって，侵入的であった「熟考の方向転換」が起こり，認知的反芻の性質が「意図的・内省的・前向き」な方向に変化する。出来事直後の苦痛に引き続いて揺るがされた世界観を，今の状況に適応する形で再構築しようとする方向である。

それまでのような，侵入的であった熟考は，自己分析や自己開示を経て「人生の目標」や方向性を「見直す」なかで，より前向きなものへと変化する。そのためにどれくらいの時間が必要かには大きな個人差がある。また，完全に熟考の内容が変化を遂げるというよりは，重心がやや「前向き」な熟考へと移動すると考えた方が現実に即しているだろう。

そのような「認知の枠組み」の変化によって，ある出来事をきっかけとして変わってしまった人生のストーリー，「ナラティブ・物語」を，自分なりに修

正するという段階に入る。自分に起きたことを意味づけようとする活動のなかで，ナラティブを発展させ，変わったという「現実の受容」がもたらされると，PTGにとって強力な後押しになる。

(6) 社会文化的影響

出来事に引き続く熟考の性質の変化には，「社会文化的な影響」が大きくかかわっている。「苦痛に満ちた出来事」と「人間としての成長」がつながるというストーリーをよく見聞きするような文化のなかで生きている人にとっては，まわりに「ロールモデル」となる人も多く，上述したような熟考の変化も促されやすくなる。

一方で，その両者の関連性を強調しない文化，またその両者を関連づけることに躊躇するような文化のなかで生きている人にとっては，PTGの萌芽が仮にあったとしてもその表出はためらわれるであろう。

このような文化の影響は二つに分けて提示されている。「近接的文化」の影響とは，家族や親戚，友人，同僚など身の回りにいる人たちによって構成される文化である。自分がよく知る人がPTGのような経験をしたかどうか，PTGについて話すような雰囲気があるかどうか，などが近接的文化の例である。こういった「サポート」があることは，本人の「認知的枠組みの変化やPTG」に対して直接的な支援となる。

これに加えて，PTGのような内容についての本や映画，テレビ，ラジオ，音楽，芸術などが身の回りにあるかどうか，まわりの人との間で話題になるかどうかも近接的文化の一例としてPTGに影響を及ぼす。

一方，「遠隔的文化」とは，個人には直接かつ具体的な影響を及ぼさないとしても，その時の政治・経済状況，国や社会の価値観，土地柄，宗教，使っている言葉，時代背景などが，間接的にPTGに影響を及ぼすという意味である。

(7) 受容・英知の拡大・ウエルビーング

最後に，このモデルでは，これらのプロセスがPTGへとつながる一方で，PTGが必ずしも最終的なゴールではなく，その経験が，「現実の受容」や「英

知の拡大」をもたらすがゆえに,「ウエルビーング」や「人生に対する満足」を導くことが示されている。

　ここでいう「ウエルビーング」は,リフら（Ryff & Singer, 2008）の,「ユーダイモニック・ウエルビーング（Eudaimonic Well-being：心理的ウエルビーングや心理的幸福感と訳されることもある）」に対応している。そして,「満足度」は,ほぼ「Subjective Well-being：主観的ウエルビーング」に対応している。

　ただしPTGを経験したからといって,それがそのまま幸福感や健康増進につながったり,人生の満足度を高めるというわけではない。PTGが,「ナラティブ」,つまり人生の物語を,より複雑なもの,奥の深いもの,豊かなものにし,新たな可能性を広げたり,変化や現実の受容につながるがゆえに,全体としてウエルビーングが高まることが示されている。

　PTGのその後,すなわち「Post-Posttraumatic Growth：P-PTG（心的外傷後成長のその後）」（宅, 2014）に関する研究は多くないが,1つの例としては,PTGを経験したという実感がその人らしさを形作る点にあるだろう。PTGを経験するとストレス症状が消失するとか,その後の人生でもう傷つくことはなくなるなどの何かいいこと,対価は何もない可能性の方が高い。しかし,P-PTGとして,それなしでは語れない人生になるのなら,自分の価値観や信念に基づく「成長」に,対価や見返りは不要だと個人的には考える。

　その点,このモデルでは今の時点でP-PTGとして,本人の主観的満足度と心理的ウエルビーングが据えられており,今後さらに改定されたり,議論が重ねられたりする可能性があることを指摘しておきたい。

　この議論はPTGをどう心理臨床や治療,アセスメントなどの実践にいかすことができるかという議論にも通ずるであろう。メンタルヘルスや心理臨床からみるPTGに関しては第10〜12章で論じられる。

文献

American Psychiatric Association (2013). *Diagnostic and statistical manual of mental disorders*. 5th ed. Arlington, VA : American Psychiatric Publishing.
　（American Psychiatric Association（編）．日本精神神経学会日本語版用語（監修）．

髙橋三郎・大野裕（監訳）．染矢俊幸・神庭重信・尾崎紀夫・三村將・村井俊哉（訳）（2014）．DSM-5 精神疾患の分類と診断の手引　医学書院）

Calhoun, L. G., Cann, A., & Tedeschi, R. G. (2010). The posttraumatic growth model: Soiciocultural considerations. In Weiss,T.,& Berger,R. (Eds.), *Posttrauamtic growth and culturally competent practice: Lessons learned from around the globe.* Hoboken, NJ：John Wiley & Sons, Inc. pp.1-14.

Calhoun, L. G., & Tedeschi, R. G. (1998). Posttraumatic growth: Future directions. In Tedeschi, R. G., Park, C. L., & Calhoun, L. G. (Eds.), *Posttraumatic growth: Positive changes in the aftermath of crisis.* Mahwah, NJ: Lawrence Erlbaum Associates. Inc. pp. 215-238.

Calhoun, L. G., & Tedeschi, R. G. (2006). *Handbook of posttraumatic growth: Research and practice.* Mahwah, NJ：Lawrence Erlbaum Associates.

（カルホーンL. G., テデスキR. G. 宅香菜子・清水　研（監訳）（2014）．心的外傷後成長ハンドブック——耐え難い体験が人の心にもたらすもの　医学書院）

Cann, A., Calhoun, L. G., Tedeschi, R. G., Kilmer, R. P., Gil-Rivas, V., Vishnevsky, T., & Danhauer, S. (2010). The Core Beliefs Inventory: A brief measure of disruption in the assumptive world. *Anxiety, Stress & Coping*, **23**, 19-34.

Hobfoll, S. E., Hall, B. J., Canetti-Nisim, D., Galea, S., Johnson, R. J., & Palmieri, P. A. (2007). Refining our understanding of traumatic growth in the face of terrorism: Moving from meaning cognitions to doing what is meaningful. *Applied Psychology: An International Review*, **56**, 345-366.

Jayawickreme, E., & Blackie, L. E. R. (2014). Post-traumatic growth as positive personality change: Evidence, controversies and future direcftions. *European Journal of Personality*, **28**, 312-331.

近藤　卓（編著）（2012）．PTG 心的外傷後成長——トラウマを超えて　金子書房

Ryff, C. D., & Singer, B. H. (2008). Know thyself and become what you are: A eudaimonic approach to psychological well-being. *Journal of Happiness Studies*, **9**, 13-39.

Suedfeld, P., Brcic, J., Johnson, P. J., & Gushin, V. (2012). Personal growth following long-duration spaceflight. *Acta Astronautica*, **79**, 118-123.

宅香菜子（2014）．悲しみから人が成長するとき——PTG　風間書房

Taubman-Ben-Ari, O., Shlomo, S. B., & Findler, L. (2012). Personal growth and meaning in life among first-time mothers and grandmothers. *Journal of Happiness Studies*, **13**, 801-820.

Tedeschi, R. G.,& Calhoun, L. G. (1996). The Posttraumatic Growth Inventory: Measuring the positive legacy of trauma. *Journal of Traumatic Stress*, **9**, 455-471.

Tedeschi, R. G., & Calhoun, L. G. (2004). Posttraumatic growth: Conceptual foundations and empirical evidence. *Psychological Inquiry*, **15**, 1-18.

・・コラム・・

PTGと熟考・信念の揺さぶり　　　　　　上條菜美子

　中核的信念が示すように，人は自分や他者，世界に対し，「○○だろう」，「○○のはずだ」という信念や価値観をもち，それに沿った思考や行動をする。この信念や価値観は，日常の中で多様な経験を重ねながら，緩やかに構築や修正がされていく。しかし，ストレスフルな出来事は，中核的信念に突然の動揺や崩壊をもたらし，その見直しと再構築を求める。生きるための軸である中核的信念にダメージを与える出来事は，私たちにとって大きな脅威であり，「なぜこの出来事が自分に起こったのか」をすぐに理解することは難しい。そのため，当事者は，その出来事に関する思考やイメージに囚われ，生活に支障をきたすことがある。

　この無意図的でコントロールが難しい侵入的熟考は，PTSDや抑うつなど，トラウマ体験後に現れる多くの症状と関連がある。一般的には，時間の経過とともに，侵入的熟考よりも，内省的な意図的熟考が増えてゆく。ストレスフルな体験のネガティブな側面だけでなく，自分にとっての価値や影響，意味について考える意図的熟考は，その体験に対する混沌とした思考や感情の整理と理解をもたらすため，最終的に，その体験を単なる不快な記憶として思い出すことはほとんどなくなる。

　さて，現実に照らし合わせると，中核的信念を大きく揺るがす体験のあとに侵入的熟考が生起することは，私たちにどんな意味があるのだろうか？　体験直後から意図的熟考を行えば，ストレスフルな体験からの回復も早いのだろうか？　さらに言えば，意図的熟考が精神的健康に有害であることはないのだろうか？

　これらの疑問に対してはいくつかの知見がある。例えば，ストレスフルな体験直後に生じる侵入的熟考は，自然なストレス反応の1つであり，意図的熟考を導く手がかりやきっかけとして機能する。むしろ，侵入的熟考を抑制しようと，未解決な苦痛との直面を回避し続けることは，回復の遅延につながる。また，意図的熟考のタイミングが早すぎると，体験に対して十分な意味づけがされず，ストレスが増幅する可能性を示唆した研究もある。

　上記をふまえ，上條・湯川（2016）では，ストレスフルな体験をした当時と調査時の2時点の侵入的熟考と意図的熟考を，Event Related Rumination Inventory日本語版（Taku, Cann, Tedeschi, & Calhoun, 2015）を用いて回顧

的に測定し，PTGやその体験に対する解釈との関連をみた。その結果，体験当時に意図的熟考をすることで，出来事に対する肯定的な解釈がされやすく，PTGが高いことが明らかになった。また，体験時から一定の時間が経過した調査時点でも侵入的熟考の頻度が高い場合は，出来事に対する解釈や回答者の信念および価値観がネガティブに変化したまま，PTGが抑制されていることが示された。一方，体験当時の侵入的熟考には，そのような関係性は確認されなかった。ここから，体験直後に，その出来事についてぐるぐると思い出したり，出来事に関する考えやイメージが頭から離れなかったりすることは，そのときは確かに強い苦痛を感じるけれども，長期的に見れば，成長や回復を妨げる営みではないことがうかがえる。さらに興味深いことに，体験当時に意図的熟考をするほど，調査時点での侵入的熟考の頻度が高くなることも明らかになった。すなわち，体験当時，「この出来事はなぜ起きたのだろう」，「この体験は私にどんな影響を与えたのだろう」と積極的に考えることは，PTGや肯定的な解釈に結びつく一方で，無意図的でコントロール困難な熟考を増やす可能性もあるということである。したがって，やみくもにその体験と向き合おうとしたり，苦痛や不快感情が強いまま熟考したりすると，かえって成長や解決から遠ざかってしまい，精神的健康の悪化を招くおそれがある。

　私たちは，自分では抱えきれないような苦痛に直面すると，そこから逃れるために，ふと浮かんできた思考を抑え込んだり，無理矢理に解決しようとしたりしがちである。しかし，その苦痛が永遠ではないことをこころに留め，思考をコントロールしようとせず，その苦痛と向き合おうと自然に思えるようになるまで，不意に浮かんでくる思考に身を任せてみることも，時には大切であろう。そうすれば，のちにその体験を振り返ったときに，自分がもはや過去に囚われていないことに気づくであろう。それが，成長を実感する第一歩となるかもしれない。

文献

上條菜美子・湯川進太郎（2016）．ストレスフルな体験の意味づけにおける侵入的熟考と意図的熟考の役割　心理学研究, **86**, 513-523.

Taku, K., Cann, A., Tedeschi, R. G., & Calhoun, L. G. (2015). Core beliefs shaken by an earthquake correlate with posttraumatic growth. *Psychological Trauma: Theory, Research, Practice, and Policy*, **7**, 563-569.

第2章 成長の旅路を伴走する
──サバイバーの語りから学んだこと

開　浩一

1　はじめに

「車いすになってよかったことは何ですか？」

　小学校5年生の女の子から投げかけられたこの何気ない問いかけ。筆者にこれほど大きな衝撃をもたらした質問はかつてなかった。衝撃を受けた理由は筆者に2つあった。まず，これまで誰からもたずねられたことがなかったこと。そして，自分ですら考えたことがなかったことにある。

　交通事故により車いすを使うようになった筆者は，多くのものを失い困難さを抱えながら生きてきた。よかったことなどあるのだろうか。スイッチが入ったかのように，頭の中をひっくり返してよかったことを探し始めた。この少女の問いかけは何かとても大事な意味があるように感じた。

　それからほどなく，偶然にも「外傷後成長」（Posttraumatic growth：以後PTG）という概念に出会った。少女の問いかけとPTGという概念が結びついて，目の前の霧が晴れたように感じた。トラウマ後に成長する可能性があるとするならば，筆者が事故に遭ったことにも何か意味があり，事故後の人生のすべてが悪いことばかりではないように思えた。これが，PTGを研究するきっかけ

となった。また，このときが相手に直接おたずねするという質的な研究スタイルの始まりでもあった。本章では，質的な研究について，また，筆者が出会ったサバイバーの語りから学ばせていただいたことについて述べていきたい。

2　現場を歩くことから始める

「よかったことは何か？」，愚かにも筆者は，この少女の問いかけを真似てみたのである。インターネット上の掲示板に，筆者と同じ車いすを使う人によかったことを問いかけてみたのである。すると，「バカバカバカ，あるわけがないだろう。このバカ」という，強烈な回答が返ってきた（開，2012）。筆者が行ったPTG研究のはじめての試みはあまりに未熟で軽率であった。

この経験から，PTGに触れることは相当な慎重さが求められていることを学んだ。いきなり土足で踏み込むのではなく，背景を十分にふまえること。トラウマの出来事について，また，トラウマ以降にどのような苦しみを味わってきたのか，その過程を知ることなしに，PTGに踏み込むのは危険であることを学んだ。

そこで，先行研究を集めることはもちろんのこと，その出来事に遭った人が書き綴った手記を読む。また，資料館があれば巡る。さらに，その出来事が起こった現場を歩き，そこの，空気に触れてみることから始めることにした。このスタイルが，筆者がPTG研究に踏み出す前に行うある種の儀式となった。

雲仙普賢岳噴火災害の研究をしたときには，土石流により軒先まで没した家屋を見た。人の営みが圧倒的な自然の力に呑みこまれていた。また，火砕流の直撃を受けた旧大野木場小学校に立ち寄ってみた。数百度にもなる熱を伴った火砕流は，校舎を真っ黒に焦がしていた。窓ガラスが吹き飛ばされて，机やいすが散乱した教室を外からも見ることができた。校舎の背後には，普賢の山がそそり立ち，その山頂には今にも崩れそうな巨大な溶岩ドームが張り付いていた。

えひめ丸沈没事故の調査に同行させてもらったときには，まず，愛媛県立宇和島水産高校にある慰霊碑の前で手を合わせた。そして，新造えひめ丸を拝見させていただいた。その大きさは沈没した旧えひめ丸と同じであることを伺った。全長55m，けして，小さくはない船であると率直に感じた。一方，衝突に

より，えひめ丸をものの数分で沈めた原子力潜水艦の全長は110m，重量はえひめ丸の4倍であったという。当時，高校生だった元生徒たちは衝突時にどれほどパニックに陥ったのか，船内に流入した海水に追い立てられるように脱する状況がどれほど鬼気迫るものであったか，海面に浮かんでいた黒々とした潜水艦の艦橋がどれほど怖いものだったのか。そのときの緊迫した瞬間に思いを巡らせてみた。

　タイのHIV感染者を調査したときには，現地のNGOのスタッフより，1990年代に爆発的にHIV感染者が増えたときの状況を伺った。当時，HIVが空気感染すると信じられていたため，感染者を村のはずれの小屋に隔離し，食事のみが提供されていたという。HIVウイルスは家族単位で感染が広まった。まず，売春宿で感染した父から性交渉により母が感染し，両親ともAIDSを発症して亡くなったあと，母子感染によりHIVウイルスをもらいうけた子どもが祖父母に養われている。われわれが，調査に入った村のなかには，そうした過酷な運命を背負った子どもたちがたくさんいた。自分が感染していることを知らない子どもたちもいると聞いた。その子どもたちが笑顔でわれわれを迎えてくれた。

　現場を歩き，自分の目で見て，自分の耳で聞いて，自分の肌で感じる。サバイバーご本人のお気持ちにはなれないまでも，そこに，近づこうとすることが大事であるように思う。

3　PTGを問いかける

「よかったこと」をたずねるやり方は失敗に終わった。では，サバイバーからPTGを聞き取るためには，どのように問いかけたらよいのだろうか。

　次の二つの問いかけ方があるという。「何かプラスに変わったことはありますか」（Any positive change）と，「何か変わったことがありますか」（Any change）とである。それぞれの，問いかけ方によって相手の回答も異なってくる（Park & Lechner, 2006）。

「トラウマの出来事から，何かプラスに変わったことはありますか」，と問いかけた場合は，より明確なPTGの回答が得られやすいであろう。一方，「トラウマの出来事から，何か変わったことがありますか」，と問いかけた場合は，

よくなったという回答もあれば，悪くなったという回答もある。

　筆者が，PTGの研究を志した当初は，前者のようにPTGそのものをたずねていた。次第に，苦しみを通してどのように成長を遂げていったのか，その過程に関心が芽生えてきたため，後者の問いかけをするようになった。

　後者の問いかけには利点もある。苦しんでいる最中に，"Any positive change"とプラスの変化に限ったことを問われても，すぐには頭には浮かばないかもしれない。また，それを不快に感じる人もいることが懸念される。プラスもマイナスも，どちらでも回答できる"Any change"の問いかけであれば，まだ相手の心的な負担は小さいように思われる。状況にもよるが，重大な出来事に直面した人のうち，おおよそ，30〜90％の人に，何らかの成長が見られるという（Calhoun & Tedeschi, 2006, 2013）。PTGは一般的にみられる現象ではあるのだが，すべての人に成長が見られるわけではないことに留意する必要がある（Calhoun & Tedeschi, 2013）。

4　インタビューの流れ

　インタビューの流れは，状況に応じて前後することもあるのだが，トラウマ前，トラウマ時，トラウマ後と，時系列に沿ってこれまでを振り返りつつ，相手がインタビューにも慣れてきたところで，最後に，PTGについて触れる質問をしている。

　まず，トラウマの出来事が起こる前について。以前の生活，仕事や学校，家族などの人との関係，そのときの価値観や，自分が信じていたことについてたずねている。

　次に，トラウマの出来事について。話せる範囲でどのような出来事に遭ったのか，そのときに，どんなことを感じたのか，この出来事によってこれまでの自分の価値観や信念がどれぐらい揺さぶられたのか。この揺さぶりがPTGを生じさせる1つの条件となっている。既存の信念が崩れることが，新しい自分に生まれかわるきっかけとなるからだ（Tedeschi & Calhoun, 2006；Janoff-Bulman, 1992）。

　そして，トラウマの出来事後について。特に，どのような苦しみを経験した

のか。苦しみに圧倒されて感情をコントロールできなくなったり，夢や目標が断たれて生きる意味を見失ってしまったことがなかったか。また，なぜこれが自分の身に起こったのか，どうすればこの出来事を避けることができたのか，という自問を頭のなかで反芻することがなかったか。このプロセスは，「自動的な熟考・反芻」と称されている（Calhoun & Tedeschi, 2006）。何度も反芻した末に，この出来事を意味のあるものに変えていこうとすることである。これは，意図的に転換しようとする試みであり，PTGを促す重要なポイントとされている。インタビューのなかでも，この転換点に特に注意を払っている。

インタビューの最後に，PTGについてたずねている。トラウマの出来事に遭う前と後で，自分がどのように変わったのか。価値観や信念，人との付き合い方，新しく芽生えた関心事。また，命があることに感謝し，一日を大事に生きたいという気持ち。こういったPTGを示す言葉に聞き耳を立てている。

最後の問いが，PTGを聞き取ることを意図した質問であるのだが，興味深いことに，これをたずねなくても，PTGの語りを耳にすることもしばしば見受けられた。トラウマの出来事以前から，トラウマの出来事，トラウマ以後の人生を振り返りながら，どのようなことに苦しんできたのか。その苦しみに焦点を当てて，話をさえぎらず，寛容さをもって受け止めていくと，サバイバーの口から自然に成長が語られることがあった。傾聴に努めることによりサバイバーの認知プロセスが促進され，自発的にPTGが発せられたと思われる。

インタビューは，臨床が目的ではないのだが，相手に寄り添いながら，注意深く語りに耳を傾けるという姿勢は，カルフーンとテデスキがPTGの視点を取りいれた臨床として推奨している，エキスパート・コンパニオンシップによるアプローチがたいへん参考になっている。エキスパート・コンパニオンシップとは（Tedeschi & Calhoun, 2006 ; Calhoun & Tedeschi, 2013），臨床家として，十分な訓練を受けた身でありながら，謙虚さをもちあわせていること。サバイバーから学ぶという姿勢を大事にし，リードするのではなく，相手の傍らに立ち，ともにトラウマによる苦難の道を歩んでいくこと。サバイバーみずからがPTGへと促されるように，相手の内省を促すような雰囲気づくりをすることにある。

5　PTGの質的研究からみえてきたこと

　サバイバーが語る言葉には，質問紙に限定されないユニークで豊かな回答があり，筆者がインタビューさせていただいたサバイバーからさまざまな成長を聞くことができた。
　例えば，車の事故により車いす生活を余儀なくされた女性は，事故後，これまで見向きもしなかった花や季節に対しての感じ方が変わったという（開，2005）。

> 「今までは全然気づかんやった。例えば，花。花はただキレイなものやったとに，花を見ていろんな思いを巡らせることができるようになった。季節を感じる感性が強くなった」

　このサバイバーのように，トラウマを経験したことにより，あまり意識してこなかった花などの自然に目を向けるようになることも，成長の現れ方の一つであるのかもしれない。
　また，高校のときにバイクの事故で足を怪我した男性は，その経験から，「信心深くなった。祖母のお墓参りにいくようになった」と語った（開，2006）。

　「日本語版外傷後成長尺度」（Japanese version of Posttraumatic growth inventory：PTGI-J）（Taku, Calhoun, Cann, & Tedeschi, 2008；宅，2010）の質問項目に，「宗教的な信念がより強くなった」という項目がある。このサバイバーの「信心深くなった」という語りは，宗教に限定されないかたちの信念の強まりが表現されているように思われた。そして「お墓参りに行く」というように成長が行動上の変化にも現れているのではないだろうか。

　PTGを質的に研究してみると，トラウマの出来事からPTGを生じるまでの過程をうかがい知ることができた。その過程のなかに，PTGを生じさせた要因をみることがある。

その1例として，えひめ丸沈没事故に遭った元生徒へのインタビューがある。えひめ丸沈没事故から生還した元生徒を苦しめたものは，事故後，なかなか寝付けないことだった。日中に運動をすることで入眠を図ろうとしたが，それも叶わなかった。あらゆる努力の限界に直面したとき，はじめて，専門医の助言を受け入れるようになったという（開，2008）。

　「よく人の話を聞くようになりました。……結局は精神論で思いよったのが，結局精神論じゃどうにもならんっていう，そういう理解的なものですか，……結局は体，動かしよったら寝れるわいって思いよったものが，実際自分がなると結局は寝れなかったとか。そういうので，結局は理解ができるようになったというか，冷静にみれるようになったとか，そういうのは結構ありますけどね」

　この元生徒の，「精神論ではどうにもならない」という語りは，危機に対して，従来の対処法では太刀打ちできなかったと解釈できるのではないだろうか。そこで，新たな対処法を会得すべく自ら助言を求めるようになった。
　この元生徒のように，トラウマ以降にコントロール不能の状態から，統制するまでの過程についてテデスキとカルフーン（Tedeschi & Calhoun, 1995）は，次のように説明している。
　出来事が起こる以前の状態に戻るために全力を尽くそうとする（プライマリー・コントロール）。
　状況が好転する見込みがないと，あたらしい状況に自分を適応させようとする（セカンダリー・コントロール）。
　入眠困難に悩まされ，自助努力の限界に直面した元生徒も，同じような適応の過程を経ているように考えられる。

　別の事例に，HIVに感染したタイ人男性へのインタビューがある。あるタイ人の男性は，職場で義務づけられたHIV検査を受けて，感染していることが判明した。結果を否認したが，会社より仕事を辞めるよう迫られた。こうした，差別の体験によって，同じような苦しみを味わう人を支援したいと思うよ

うになったという（開・入江・菅原，2007）。

　「自分自身が差別されてきたこととか，辛い思いにあったという経験，自分自身の経験から，そういうふうに，自分と同じように困っている人がいたら助けたい。……自分は，差別する側と，差別される側の，他の人と，悩みを抱えている人を結びつけたり，一緒にいられるような中間的な役割ができると思っているから，そういうふうな活動をしたいと思うようになりました」

　この男性は，感染後，NGO に所属し，HIV に感染した子どもたちを支援する活動を始めるようになった。HIV に感染するという出来事は，差別や偏見に晒されることを伴う。感染が判明することのショックもさることながら，差別や偏見に苦しんだ体験が，成長を促したように思われた。

　雲仙普賢岳噴火災害によって避難生活を強いられた女性へインタビューした事例も紹介したい。女性は全国から多大な支援を受けたことに，感謝の気持ちをいだいた。その体験から，のちに起こった阪神淡路大震災の被災者に，手を差し伸べたいと思ったという（開，2003）。

　「神戸のあれを見て，どうして家が斜めになっているのか，自分たちがなかったらそこまでしなかったと思うんですよ，自分たちがあったからこそ，そちらのほうに目が行って，自分たちもそういう気持ちになれる。変わってきてると思うんですね。だからもう，してもらったんだから，一度にしてやらなくっちゃというのが，皆あるんじゃないですかね。本当にみんなに助けてもらってよかったという気持ちがあるから，なんかの形でお礼をしたい。しなくちゃっていうので，なんかの形でという気持ちが多いと思うんです」

　社会や人からの善意あるサポートを受けたことによって PTG が促されるということは多くの研究のなかでも明らかになっており（Cryder, Kilmer, Tedeschi, & Calhoun, 2006），この女性の語りにも，サポートと PTG の関連性が表れているように思われた。

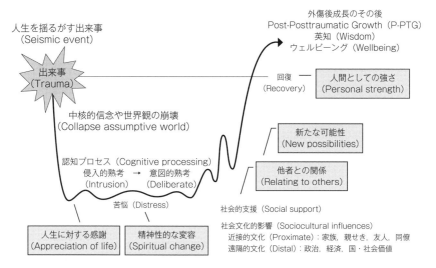

図2-1 ＰＴＧの５因子が生じるプロセス（仮説）

　このように，PTGを質的に研究することで，サバイバーの独自の表現で，豊かなPTGの語りを聞くことができる。また，苦悩からPTGが萌芽するきっかけをうかがい知ることができる。質的研究は，実証的な結果を導くことには不向きであるが，語りのなかに思いがけない扉が開かれ，新しい仮説へと導かれていく過程が，興味深いアプローチのように感じている。

6　PTGの５因子がいつどのように生じるのか

　筆者は当初，PTGがトラウマから回復したあとに生じるものと考えていた。トラウマの出来事によっていったん落ち込むが，そこから回復したあとに生じるというイメージをもっていた。カルホーンとテデスキが提示しているPTGモデル（Calhoun & Tedeschi, 2006, 2013）でも，PTGが生じるのは後半部，

既存のスキーマが再構築されたあとになっている。しかし，インタビューを通して感じることは，苦しみのなかにいるときにもすでに成長の芽がみられること。そして，PTGの5つの因子が異なる時期に，異なる理由から生じているように思われた（図2-1参照）。

がん，事故，自然災害などの生死を分ける体験をした人から，命を大事にするようになったという声をよく聞く。えひめ丸沈没事故から生還した元生徒も，一緒に航海に出かけた友が亡くなったことで，命の大切さを感じるようになったという（開，2008）。死を目の当たりにすることで，生きていることのありがたさを知る。この「人生に対する感謝」は，出来事直後の比較的早い段階で生じているのではないだろうか。

次に，「精神性的な変容」は，苦悩にもがいているなかで，あらゆる努力の限界に直面したときに生じる。窪寺（2004）は，スピリチュアリティについて，危機に直面し，自分らしく生きるための「存在の枠組み」「自己同一性」が失われたときに，自分の外の超越的なものに求めたり，あるいは自分の内面の究極的なものに求めることであると述べている。西ら（Nishi, Matsuoka, & Kim, 2010）の交通事故サバイバーの研究によれば，「人生に対する感謝」と「精神性的な変容」がPTSDと正相関であったことから，トラウマの出来事という危機に直面し，もがき苦しんでいるときに，この2つのPTGがみられることが示唆されている。

「他者との関係」は社会的な支援との関連がある。危機に直面しているときに，他者からの支援があることで芽生えるものではないだろうか。先述したように雲仙普賢岳噴火災害の被災者は，全国から受けた支援に感謝し，のちに起こった阪神淡路大震災の被災者に恩返しをした（開，2003）。

トラウマの体験以後，「新たな可能性」を，自分が支援者になる道に見いだそうとする人も少なくない。タイのHIV感染者が，同じ病気に苦しむ子どもたちのためにはたらくようになったことを紹介したが（開他，2007），人の役に立つことに自分の関心が向いていくことがある。

トラウマから回復したあとに見受けられるPTGが「人間としての強さ」である。トラウマの出来事を経験したが，なんとか苦しみと折り合いをつけながら今を生きていること。それが，自分に対する信頼感も高め，次に何がきても

対処していける自信となるのではないだろうか。以上のプロセスは，あくまで仮説であるので今後検証することが求められる。

　PTGが生じたその後はどうなるだろうか。PTGが経験されたことで，英知を授かり，幸福感に満たされるという。また，宅（2014）は，PTGを経験した人が，その経験から自分らしさを形作ることを，"Post-Posttraumatic Growth（P-PTG）"という言葉で紹介している。トラウマの出来事を消せない過去とし，背負いながらそれとともに生きていく。それが自分らしさになるという。

7　PTG研究者として新たに直面している葛藤

　インタビューの終了間際にたいへん示唆を与えられる語りを聞くことがある。

　交通事故により車いすを使うある男性は，インタビューで多くのPTGを語ったが，最後に，「マイナスが99よ」と付け加えた（開，2005）。得たものよりも，失ったもののほうがはるかに多いことを教えてくれた。ある障がいをもつ子どもの母の「プラスに思わないと，やっていられない」という言葉には，無理やりにでもプラス面を見つめることで，厳しい現実をとらえなおそうとする意図が読み取れた。

　こうした，サバイバーの声は，PTGを経験していてもなお，苦しみとともに生きている現実を教えてくれた。また，PTGを引き合いにだすことで，サバイバーの人生をバラ色に締めくくってはいけないと筆者に警鐘を鳴らしているように感じられた。

　PTG論文の冒頭には，よくこういうフレーズがみられる。「PTSDはこれまで研究されてきたが，トラウマからの成長についてはあまり研究がなされていない。そこで，本研究では……」。このフレーズから，トラウマによるマイナスの影響に焦点が当てられてきたことへのアンチテーゼとして，PTGが登場したという風潮があるように感じられた。トラウマからのプラスの変容に焦点を当てるPTG。それは，トラウマの出来事に対するこれまでの否定的な見方を改め，サバイバーをエンパワメントするもの。筆者も，そのような期待感を

もち，そこに PTG を研究することの意義を感じていた。

　また，筆者はこれまでにも講演や授業のなかで PTG について紹介することがあった。感想として，トラウマから成長できる可能性について知ることができてよかったという声をよく伺った。

　しかし，ある戦争体験者に，PTG のことを説明させていただいたとき，「（PTG について）おっしゃることはよくわかるが，それを，我々に求めることは酷である」との，率直なご意見をいただいた。PTG の研究をさせていただくことが戦争体験者をエンパワメントすることになるのではないかと期待していた筆者は冷や水を浴びせられたような気持ちになった。PTG がサバイバーに恩恵をもたらすどころか，かえって，苦しませることもあるのではないだろうかと気づかされたからである。PTG は，そのように意図していなくても，成長できたのでトラウマの出来事に遭ってよかったという結論に導かれてしまう危険性をはらんでいる。そのため，PTG をもち出すことで，トラウマの出来事を肯定視しないことを肝に銘じておかねばならない。サバイバーの傷にさらに塩を塗り込むことは絶対に避けねばならない。

　戦争を経験された方，飲酒運転の被害に遭われた方，DV に遭われた方，こうした被害に遭われたサバイバーが，みずから経験したことを語り，二度と自分と同じ目に遭う人がなくなるようにという，社会に向けて変革のメッセージを発信するお姿をたびたび拝見する。PTG の視点（図2-1）から見れば，家族や地域や世界の人々の安寧を願うこの行為は「他者との関係」にあたると言える。また，自分を奮い起こして世界にメッセージを伝えるお姿は「新たな可能性」を拓いているように見える。しかし，サバイバーは，みずからの行動が PTG とみなされることを喜ぶだろうか。このとき，PTG 研究者である筆者とサバイバーとのあいだには視点のズレが生じているように感じている。サバイバーにとっては，トラウマの出来事からみずからが PTG を経験したかどうかは，些細なことに過ぎないのではないか。自分が成長しているかどうかはさておき，サバイバーがそれよりも大切に感じているのは，家族，地域，国，すべての人が平和な世界で生きていけることではないか。PTG とみなされたところで，サバイバーが望む社会の変革にはなんの助力にもならないように思える。

　そもそも研究とは，人や社会に恩恵をもたらすことで意義が生まれるもので

ある。さて，平和な世界を築くことに比べると，自らが成長することにあまり意味を感じないサバイバーがいるならば，PTGの研究をすることが，いかにサバイバーに恩恵をもたらすのか，筆者は，その意義を今一度自分に問い直している。

8 おわりに

サバイバーが苦しみのなかから紡ぎだしたPTGの語り，その言葉を実際に自分の耳で聞くとき，筆者の魂に火が付いて，あつい気持ちがこみあげてくる。インタビューを通して，サバイバーが経験したトラウマの出来事と，苦悩のなかでPTGを見いだしていった旅路に伴走させていただくことで，筆者のなかの既存の価値が崩壊し，そして，新たな価値が再構築されていくような感覚になった。命を大事にしたい，家族や友を大事にしたい，地域を大事にしたい，世界を大事にしたいという思いが強くなっていった。

トラウマ臨床家は，患者の語りを受け止めることによって，患者の抱えるトラウマによる苦しみと同時に，成長の恩恵もいただくという。後者を，カルフーンとテデスキは「代償性PTG」（Vicarious PTG）と呼んでいる（Calhoun & Tedeschi, 1999, 2013）。筆者は臨床家ではない。しかし，インタビューのなかで，サバイバーが経験してきた苦難の旅路に伴走することを通して，壮大な物語を体験させていただいたような気持ちになる。そのとき，サバイバーが担ってきたトラウマの重みを感じると同時に，豊かな成長をする機会もいただいている。

「車いすになってよかったことは何ですか？」

もし，今，筆者の目の前にこれをたずねた少女がいるならば，このようにお答えしたい。

「よかったことは，PTGと出会い，同じ志をもつPTG研究者と出会い，そして，サバイバーのみなさまが語った素晴らしいPTGとの出会いがあったこと」。

文献

Calhoun, L. G., & Tedeschi, R. G. (1999). *Facilitating posttraumatic growth: A clinician's guide*. Mahwah, NJ: Lawrence Erlbaum Associates.

Calhoun, L. G., & Tedeschi, R. G. (2006). The foundations of posttraumatic growth: An extended framework. In L. G. Calhoun & R. G. Tedeschi (Eds.), *Handbook of posttraumatic growth: Research and practice*. Mahwah, NJ: Lawrence Erlbaum Associates. pp.3-23.

Calhoun, L. G., & Tedeschi, R. G. (2013). *Posttraumatic growth in clinical practice*. New York & London: Routledge Taylor & Francis Group.

Cryder, C. H., Kilmer, R. P., Tedeschi, R, G., & Calhoun, L. G. (2006). An exploratory study of posttraumatic growth in children following a natural disaster. *American Journal of Orthopsychiatry*, **76**(1), 65-69.

開　浩一（2003）．逆境から得たもの　雲仙普賢岳噴火災害から12年を迎えて――被災地区を事例として――　長崎ウエスレヤン大学　現代社会学部紀要，**1**(1)，21-30．

開　浩一（2005）．頸髄損傷者の受傷からの成長の可能性　長崎ウエスレヤン大学　現代社会学部紀要，**3**(1)，35-46．

開　浩一（2006）．Posttraumatic Growth（外傷後成長）を促すものは何か――変容過程に視点を置いて――　長崎ウエスレヤン大学　現代社会学部紀要，**4**(1)，75-84．

開　浩一・入江詩子・菅原良子（2007）．タイHIV感染者のPosttraumatic growth――NGO支援がHIV感染者のPosttraumatic growthに果たした役割について――　長崎ウエスレヤン大学　地域総合研究所　研究紀要，**5**(1)，71-78．

開　浩一（2008）．トラウマからの回復と成長――生徒の言葉から　前田正治・加藤寛（編著）．生き残るということ――えひめ丸沈没事故とトラウマケア　星和書店　pp.253-279

開　浩一（2012）．ポストトラウマティック・グロース――伝えずしていかに伝えるか　前田正治・金吉春（編）．PTSDの伝え方――トラウマ臨床と心理教育　誠信書房　pp.50-70

Janoff-Bulman, R. (1992). *Shattered assumptions: Towards a new psychology of trauma*. New York: The Free Press.

窪寺俊之（2004）．スピリチュアルケア学序説　三輪書店

Nishi, D., Matsuoka, Y., & Kim, Y. (2010). Posttraumatic growth, posttraumatic stress disorder and resilience of motor vehicle accident survivors. *Biopsychosoc Med.* **4**(1), 7.

Park, C. L., & Lechner, S. C. (2006). Measurement issue in assessing growth following stressful life experiences. In L. G. Calhoun & R. G. Tedeschi (Eds.), *Handbook of posttraumatic growth: Research and practice*. Mahwah, NJ: Lawrence Erlbaum Associates.

pp. 47-67

Taku, K., Calhoun, L.G., Cann, A.,& Tedeschi, R. G. (2008). The role of rumination in the coexistence of distress and posttraumatic growth among bereaved Japanese university students. *Death Studies*, 32, 428-444.

宅　香奈子（2010）．外傷後成長に関する研究——ストレス体験をきっかけとした青年の変容．風間書房

宅　香菜子（2014）．悲しみから人が成長するとき——PTG　Posttraumatic Growth　風間書房

Tedeschi, R. G., & Calhoun, L. G. (1995). *Trauma and transformation: Growing in the aftermath of suffering*. Thousand Oaks, CA: Sage.

Tedeschi, R. G., & Calhoun, L. G. (2006). Expert companions: Posttraumatic growth in clinical practice. In L. G. Calhoun & R. G. Tedeschi (Eds.), *Handbook of posttraumatic growth: Research and practice*. Mahwah, NJ: Lawrence Erlbaum Associates. pp.291-310

第3章 がん医療におけるPTG研究と臨床への活用

清水　研

1　はじめに

　もともと心的外傷後成長（Posttraumatic Growth: PTG）は遺族の死別研究から発展した概念であり，震災や戦争体験など，さまざまな心的外傷体験のあとの変化に関して調査されてきた。がん体験者を対象としたPTG研究も多く行われており，高い割合のがん体験者にがん診断に続くポジティブな生活の変化と個人的な成長がみられることがわかってきた。我々も日本人のがん体験者を対象とした質的研究を行っており，その概要について紹介する。

　また，がん体験者を対象とした心理臨床を考えるうえで，PTGおよびPTGモデルを念頭に置くことは臨床家にとってさまざまな有益なヒントを与えてくれる。本稿の後半は，がん臨床においてPTGモデルの考え方がどのように役に立つのかについてまとめた。

2　がん体験者における心的外傷後成長に関する質的研究

(1)　研究を行った背景

　がん体験者を対象とした既存の量的研究は多く報告されているが，その際にはPTGを計測するうえで最も一般的な評価尺度である外傷後成長尺度（Posttraumatic Growth Inventory: PTGI）を用いていることがほとんどである（Tedeschi & Calhoun, 1996）。しかしながら，わが国のがん体験者のPTGを考える場合，①トラウマ体験としてのがん体験の特徴，②日本人の文化的背景，という2つの特色から，一般的なPTG以外の内容も生じている可能性が考えられ，PTGIではとらえられない内容が含まれている可能性も否定できない。

　トラウマとしてのがん体験は，震災，事故，暴力，戦争体験などのトラウマ（ここでは急性トラウマと定義する）とは異なる五つの特徴をもっている（表3-1）(Sumalla, Ochoa, & Blanco, 2009)。第1に，ストレッサーの性質に関する点で，例えば災害などの急性トラウマは比較的シンプルで単一の特徴をもつ

表3-1　トラウマ体験としてのがん罹患（Sumalla et al., 2009；宅，2010をもとに作成）

トピック	急性トラウマ（事故・暴力等）	がん
ストレッサー	単一で分離した性質；ストレッサーは容易に確認できる	複雑な性質；単一のストレッサーを同定することが難しい
原因	ストレッサーは個人の外的環境から生み出される	ストレッサーは内的性質と起源をもつ
時間的特性	トラウマ体験は過去を振り返る性質をもつ	侵入的な認知は将来生じうる破滅的な体験に関するものである
時間的範囲設定	トラウマティックな出来事の始まりと終わりがはっきりしている	継続する脅威。がんに関連した体験が進行形で存在するために，トラウマの始まりと終わりを定めることができない
コントロールの知覚	トラウマ体験の性質や成り行きに関してのコントロールの知覚は乏しい	治療や臨床経過観察，予防行動に関連したコントロールの知覚

一方で，がん体験は複雑な特徴をもっている。がんの罹患に伴い，生命の危機を感じるだけでなく，痛みや倦怠感などの身体的苦痛をもたらすこともあるし，手術や化学療法，放射線療法などの治療も強いストレスをもたらす。第2に，トラウマをもたらした出来事の起源に関する点であり，急性トラウマは個人の外的環境から生み出されるのに対して，がんは個人の細胞が変化して生じることから，内的性質と内的起源をもつという特徴がある。例えば肺がんにおける喫煙など，トラウマ体験の生起に自分自身の関与があると認知される部分もある。第3には時間的特性があり，急性トラウマ体験は過去を振り返る性質をもつのに対して，がん体験は将来の病状進行などに対する恐怖を伴い，未来を見る性質をもつ。第4に時間的範囲設定があり，急性トラウマはその前と後ではあきらかに区切りがあり，「○月○日の出来事」として多くが分離可能であるのに対して，がん体験は初期症状の自覚から「外傷体験」なのか，あるいはがん告知からがそうなのか，あきらかな境界がない。また，がん治療が終了しても再発への懸念というストレッサーが続き，終わりについても明確な境界が存在しない。第5に出来事に対する本人によるコントロールの知覚に関する差異があり，災害は人によってコントロールすることが難しいと認識される傾向があるが，がんの場合は医学的な治療であったり，予防するための行動が可能と認識されたりするなど，当事者にある程度のコントロールの感覚がある。

　文化差についても考慮が必要であり，日本人に生じるPTGの内容は，欧米人におけるそれとは異なる内容を含んでいることが示されている。欧米との比較における日本の文化的特徴については，欧米の個人主義に対する日本人の集団主義傾向と，欧米のキリスト教文化に対して日本人における仏教の影響の2点が挙げられる。宅によると，困難な体験ののちに「我慢強くなった」，「自分自身の限界を知ることができた」，「人の和の中での絆を感じた」ことを日本人の場合は成長ととらえているが，これらの内容は欧米人を対象とした研究では得られない。また，自分が成長を遂げたということを言語化して他者に表出すること自体にためらいを感じることも指摘されている。あるいは，アメリカ人のような「神の存在を感じた」「超越した存在を感じる」などの宗教的な表現が，日本人の場合は少ない傾向にあることが示唆されている（Taku, 2010）。

　さらに，PTGモデルにおいてはさまざまな促進要因が提案されているが，当

事者の視点における促進要因，つまり当事者がどのようなことがきっかけでPTGが生起したと感じているかについての調査は存在せず，このことを知ることもPTGを理解するうえで有益な情報になると考える。

そこでわれわれは日本人のがん体験者を対象に2つの目的をもつインタビュー調査を行った（平成25年度厚生労働科学研究費補助金，第3次対がん総合戦略研究事業，QOL向上のための，主に精神，心理，社会，スピリチュアルな側面からの患者・家族支援プログラムに関する研究報告書）。本研究の1つ目の目的は日本人のがん体験者に生じるPTGの内容を明らかにすることであり，もう1つは当事者の視点から見た促進要因を明らかにすることである。

(2) 対象と方法

本研究の対象となったのは日本人のがん体験者19名であり，年齢は平均57.6±13.8歳，がん種については，乳がん5名，大腸がんが4名，続いて血液がんと膵がんが各3名であり，その他のがん種が4名であった。病期については早期がん・寛解状態が6名に対し，進行がん患者が13名であった。性別は男性9名に対して女性が10名であった。なお，本研究については平成22-25年にかけて，厚生労働省第3次対がん総合戦略研究経費，QOL向上のための，主に精神，心理，社会，スピリチュアルな側面からの患者・家族支援プログラムに関する研究班において実施され，研究班の報告書にその内容を掲載している。

調査方法は半構造化面接を用いており，次の3つの質問を行った。第1に，がん体験が対象者にとって外傷体験であったことを確認するために「がんに罹患したことはあなたの人生観を揺るがすような体験でしたか？」という質問を行った。対象となった19名がすべてこの質問に対して「はい」と答えている。続いて，PTGの内容を明らかにするために「がんに罹患して良かったと思えたり，成長できたと思えたり，良い変化が起きたと感じることがありましたか？」とたずね，その詳細な内容をインタビューしている。さらに，「そのような変化が起きるようなきっかけとなったり，手助けになるようなことがあったならば教えてください？」という問いかけをきっかけに，促進要因についてたずねた。

解析方法はテーマ分析を用いており，二人の研究者が分析を行い，意見が分かれた部分については三人目の研究者が加わりディスカッションを行って最終

的に内容を決定した。

(3) 抽出された内容

　日本人のがん体験者が感じる PTG については，5 テーマ 26 カテゴリーが抽出されている（表3-2）。5 つのテーマ名のうち，「他者との関係」，「人生への感謝」，「人間としての強さ」，「精神的変容」の 4 つは，一般的な PTG を計測

表3-2　抽出された PTG の内容

テーマ	カテゴリー
他者との関係	周りの人に支えられていることに気づいた 人の痛みや苦しみがわかるようになった 人の温かさや強さに気づいた 相手の立場に立って考えられるようになった 人との絆を大切にするようになった
人生への感謝	一日一日を大切にするようになった 今までの人生を肯定的にとらえるようになった 生きていることに感謝するようになった 普通に生活できることが幸せだと感じるようになった
人間としての強さ	生きることに積極的になった 自分や他人の強さに気づいた 人生に終わりがあることを受け入れられるようになった 些細なことを気にしなくなった 物事を前向きにとらえるようになった 他人の評価を気にしなくなった 自分の気持ちに素直になれた
新たな視点	社会に貢献したいと考えるようになった 自分自身の理解が深まった 生きがいについて考えるようになった 人生において大切なことが変わった 人生の終わり方について考えるようになった 健康に気を配るようになった
精神的変容	超越的な力を感じるようになった 宗教への理解が深まった 死後の世界について考えるようになった 自然に対する感性が鋭敏になった

する際に使用されるPTGIの因子名と共通であったが，「新たな視点」については，PTGIの「新たな可能性」と類似部分がある一方で異なる特色をもつ内容が得られていた。日本人のがん患者におけるPTGは，一般的なPTGとは異なるのではないかという仮説のもとに研究を行ったが，今回の研究結果から多くは一致しており，一部異なる部分があるという結論が得られたと考える。日本人のがん患者におけるPTGの，一般的なPTGとの相違点について，考察する。まず，「新たな視点」というテーマにまとめられた内容を，一般的なPTGの「新たな可能性」と比較してみる。「新たな視点」に含まれる項目は，「自分自身の理解が深まった」や，「生きがいについて考えるようになった」というような内省的な内容であるのに対して，一般的なPTGの「新たな可能性」に含まれる項目は「新たな関心事をもつようになった」や，「自分の人生に新たな道筋を開いた」，あるいは「その体験なしではありえなかったような新たなチャンスが生まれている」など，外向的な内容が並んでいる。この内省的な傾向は，全体主義に関連する東洋文化特有の相互協調的な自己観に由来するのではないかと推察する（北山，1994）。

　また，テーマ名「他者との関係」は一般的なPTGと共通ではあるが，その中に含まれる項目は「周りの人に支えられていることに気づいた」や，「人の温かさや強さに気づいた」，「相手の立場に立って考えられるようになった」，「人との絆を大切にするようになった」など，これも相互協調的な自己観に由来するような内容である。

　テーマ「人間としての強さ」の中の「他人の評価を気にしなくなった」あるいは「自分の気持ちに素直になれた」という項目については，日本文化ならではの相互協調的な文化における他者の意向を意識した過度の抑圧からの解放ともとらえられる。

　テーマ「精神的変容」のなかの「自然に対する感性が鋭敏になった」という項目については，次のような語りから抽出したものである。

　「新芽が出てくるとうれしくて，命の息吹を感じるんです」，「ずっと親に対する罪悪感があったのですが，自分には罪がないということがわかったあと，故郷の風景がとても豊潤で美しく見えたんです」，「小鳥が庭にやってくるんです。すごく慈しみみたいなものを感じるようになったんです」。

それぞれの心情の投影ともとらえられる内容で，西洋の対象化される自然とは異なる，自然の中に自分が一体化している感性のありようを示しているのではないかと考える（渡辺，1976）。

また，テーマ「新たな視点」の中の「人生の終わり方について考えるようになった」という項目や，テーマ「人間としての強さ」の中の「人生に終わりがあることを受け入れられるようになった」という内容は，がん体験が将来もたらす「死」を意識したものであり，これもがんというストレッサーの時間的特性を反映したものであろう。

また，テーマ「新たな視点」の中の「健康に気を配るようになった」という項目については，先行研究においても言われている身体疾患体験者の語りに特徴的な内容であり，本研究においても抽出されている（Hefferon, Grealy, Mutrie, 2009）。

(4) 促進要因

促進要因については，7つのテーマ，29カテゴリーが抽出されており，7つのテーマは，「宗教的・哲学的な背景」，「困難との直面」，「ロールモデルの存在」，「ソーシャルサポート」，「環境の整備」，「積極的姿勢」，「意味の探索」である。この結果については，PTGモデルに示唆されているPTGに至る道筋と関連する内容が現れているようでとても興味深い。本研究においては，PTGモデルを網羅することを意図したわけではないが，結果的にPTGモデルのほとんどの内容を含んだものとなり，テデスキとカルフーン（Tedeschi & Calhoun）によるPTGモデルの妥当性を図らずも示すことになった。

テーマ「宗教的・哲学的な背景」については，もともとその人が宗教的，哲学的な死生観をもっていることがPTGに至るきっかけになったという内容が含まれている。これは，PTGモデルにおける，トラウマ以前のその人のありようや，想定されている世界観や信念と多くの点で関連するし，遠隔的な社会文化的影響ともオーバーラップする内容が含まれる。テーマ「困難との直面」については，がん罹患に伴うさまざまな苦痛に満ちた体験に関する内容が含まれているが，これはPTGモデルにおける「信念や世界観を揺るがすような破壊的な出来事」，「想定してきた信念が試される」，「情緒的苦痛」といった部分

と対応するように解釈できる。テーマ「ロールモデルの存在」と「ソーシャルサポート」については，近接的な社会文化的影響に含まれる項目とテーマ名が一致しているし，「環境の整備」についても環境が整っていたからこそ当事者が認知的な作業に取り組めたという観点からは近接的な社会文化的影響のなかの支援・サポートと関連すると理解される。テーマ「積極的姿勢」については，病状を理解し，状況を受け入れるという内容から，侵入的な反芻のあとに生じる「人生の目標の見直し」に関連する内容と理解される。「意味の探索」については，状況を前向きに表現したりナラティブの修正を行ったりしているという観点から，「意図的・内省的・前向きな熟考」に関連した内容が含まれるが，「自己分析」や「自己開示」に関連した内容も含まれている。

今回得られた結果に唯一含まれていないのは，「侵入的熟考・反芻」に関する内容である。「侵入的熟考・反芻」はトラウマを体験したあとに生じる避けられない状態像であり，苦痛に満ちた状況であるが，PTGが生じるためのきっかけになったとは当事者には意識されないようである。

3　がん臨床において「心的外傷後成長モデル」の視点がもたらすもの

(1)　がん臨床において医療者が患者をケアする際の難しさ

治療者が陥る自分本位の3つの罠に，「すべての患者を治し，すべての患者を理解し，すべての患者を愛したい」という欲求があると言われる(Maltsberger & Buie, 1974)。この欲求は，ケアの対象となる人を痛みから解放したい，解放しなければならない，というとらわれにつながるが，そのとらわれは患者が苦痛をもち続ける際に，医療者にとって無力感の源泉となる。厳しい病状のがん患者をケアする際に医療者は，自分が何かを変えようとする（Doing）のではなく，そばにいて支持する（Being）ことが求められることが多いが，「Being」の実践は，医療者自身の「目の前の人を苦しみから自分が解放したい」というこころの動きに注意を払わないと難しいように感じる。

がん臨床において，がん患者の精神的苦痛への臨床的かかわりは，死にゆく

がん体験者をケアするという，狭義の「緩和ケア」の文脈の中で考えられることが多い。WHOによると，がん臨床における緩和ケアとは，「生命を脅かす疾患による問題に直面している患者とその家族に対して，痛みやその他の身体的問題，心理社会的問題，スピリチュアルな問題を早期に発見し，的確なアセスメントと対処（治療・処置）を行うことによって，苦しみを予防し，和らげることで，クオリティ・オブ・ライフを改善するアプローチである」と定義されている（WHO, 2007）。しかしながら緩和ケアに携わる臨床家は，がん体験者の抱える問題を，治療して完治すべき症状の集合体としたり，がん体験者のこころのあり方を変えることのみに躍起になったりするばかりでは，そのかかわりは功を奏さない。緩和ケアは，がんそのものの除去や縮小を目的とした外科治療などとは根本的にパラダイムが異なる。患者・家族は，死が差し迫っているという事実に向き合うことにより，問題を乗り越えて適応していくという課題に直面する。

　このような点を考えると，緩和ケアに携わる医療者の心得として，次の２点があると思われる。
① 　緩和ケアにおける医療者の仕事の大部分は，その問題を取り除いて解決することではなく，困難な状況に患者・家族が向き合うことを助けることである。
② 　陥りがちな失敗は，医療者が技術的に解決できる問題に固執することである。
　患者や家族が末期がんなどの厳しい問題と直面した際に，その状況に適応するためのチャレンジを行うのは臨床家ではない。例えば外科手術の場合は患者が麻酔下で眠っているうちに病巣が切除されるが，緩和ケアの文脈のなかでは問題と主に向き合うのは本人たちであり，かつ本人たちは乗り越えていくための潜在的な力をもっている。この考え方は，「心的外傷後成長モデル」と重なるし，患者・家族は死が差し迫っているという事実に向き合うことにより問題を乗り越えて適応していくことが可能であるという考えを説明するための理論的枠組みは，「心的外傷後成長モデル」以外にも精神医学・心理学の領域にいくつか存在する。例えば進行がんに罹患することを「対象喪失」ととらえれば，モーニングワークを通して自己可塑的な変化をもたらすことで，「対象喪失」と向き合うことも可能である（白波瀬，2013）。また，ライフサイクル論の視点からは，本人が予測したよりも早く人生の最終段階が到来し，「統合」とい

表3-3 疾患モデルと成長モデル

> **疾患モデル**
> 疾患の原因を探り，それを除去することにより症状あるいは障害を軽減するアプローチ。当事者の病理性に焦点があてられる。
> 医学は基本的に疾患モデルに基づいて成り立っており，精神医学においても，うつ病，PTSD，せん妄など，精神症状に焦点を当てている。
>
> **成長モデル**
> 健康になるための要因を強化するという立場を取る。
> リハビリテーションモデル，生活モデル，健康生成論，心的外傷後成長

う課題に取り組むことが求められるとも言える。また，レジリエンスの概念から，当事者が「レジリエント」であれば，しなやかに問題と向き合うことができるだろう。これら「成長モデル」の考え方に基づいて当事者のあり方を考える視点があることが，がん臨床の場面においても不可欠である。そして，このような状況において，医療者は自分たちのもっている技術を使用すること（「疾患モデル」）に固執するのではなく，あくまでも「手助け」をする役割であることを自覚する必要がある（表3-3）。しかしながら，医療者（特に医師）は疾患モデルに基づいた教育を受けてきているために，自分たちの技術で状況を変えようと躍起になることも少なくない。具体例として，精神科医が疾患モデルに固執したために，当事者のニーズとのすれ違いが生じた症例を紹介する。

症例：40代女性　肺がんⅣ期　夫，5歳と3歳の2女との4人暮らし

精神科受診に至る経緯：がん告知後，今後の病状への不安を表出し，看護師とのやりとりの中で泣き出してしまったりするため，精神科の受診を担当医が本人に推奨。本人は，「精神科」受診を推奨されるということは担当医が自分の精神状態を「病的」なものと考えているのではないかという懸念をもったが，「話を聞いてもらうと楽になると思う」と言われて受診することにした。

患者と精神科医のやりとり：
　患者：これから病気がどのようになっていくか心配で心配で。子どもの成長を見届けてやりたいんです。どうしたら良いのでしょうか。
　精神科医：それではまず気持ちの状態について教えてください。1日中気持ちが落ち込んでいたり，何もやる気がなくなったりしていませんか？
　患者：……いえ，そんなことはありませんが？？
　精神科医：あなたの状態はうつ病ではありませんね。でも適応障害という状態です。安定剤を内服しましょう。楽になりますよ。
　患者：……2度と私の前に現れないでください！

看護記録の記載：
　不安が強いため，精神科依頼。面談後，Aさんは精神科の先生に相談したけど，精神病と言われてさらにつらくなったと言っていた。

(2) 成長モデルが臨床にもたらす視点

　「成長モデル」の考え方は，その人が苦悩に満ちた反芻をすることにも意味があることを示唆し，その語りを温かく聴く人の存在が大きな力になることをわかりやすく示している。そのため，医療者が当事者の傍にいて支持する態度を取ることを勇気付けてくれる。そして，「心的外傷後成長モデル」において，「その語りを温かく聴く」人の存在が「心的外傷後成長」に至るプロセスを促進することは，実証的なデータから示唆されている（Hijazi et al., 2014）。このような近年の研究結果の存在は，がん体験者が苦痛に満ちた体験を通して適応していく力を有していることを裏づけ，そのあり方を変えようとするのではなく，支持し続ける姿勢を医療者がもち続けることを勇気付ける。
　では，このような厳しい状況にある患者を支持し続けるには，医療者はどのような態度をとるべきなのであろうか。テデスキとカルフーンは臨床家のとるべき姿勢をエキスパート・コンパニオンと名づけ，具体的に次のような示唆をしている（Calhoun & Tedeschi, 2006　宅他監訳　2014）。サバイバーはみずからの挑戦を支援してほしいから臨床家のもとを訪れるが，サバイバー自身が臨床家とは比較にならないほどの困難に直面している。エキスパート・コンパ

ニオンにおいて示唆されるのは，著しい困難に直面したがん体験者に関与する際にトラウマサバイバーの体験から，臨床家自身もまた変化する可能性に開かれた姿勢をもつ必要があることである。そしてそのためには臨床家自身が辛抱強くあること，そして，困難に直面したときに，人間がもつ対処能力と回復していける力を信用すること，さらに，サバイバーが成長を遂げようとするときのかすかなサインを見逃さない能力が求められる。このような姿勢を臨床家がもつことは，サバイバーの挑戦を尊重することを意味する。

また，レダーバーグとホランドは，臨床家が厳しい病状にある当事者を支持し続けるための基本条件として次の6つを挙げている（Lederberg & Holland, 2011）。

① 抗しがたい感情を喚起するような情報を明確化して話し合い，感情への建設的な対処を援助できること。
② どの病期であっても，問題解決の促進や，認知行動療法的技術を利用する方法について精通しておくこと。
③ 危機介入を含めた一連の治療的活動に精通し，患者を傍で支える存在になったり，深い力動的な傾向を探求したり，家族カウンセリングを行うこともある。
④ 患者と家族が利用できる社会資源を案内できる。
⑤ 他の医療者とコミュニケーションを行い，他の医療者の傷つきにも対処する。
⑥ このような骨の折れる状況における自分自身の感情反応について理解しておくこと。

要約すると，「厳しい病状に向き合う患者，家族，他の医療者とかかわることを恐れることなく，当事者のニーズに応じて柔軟な対応ができること」ということになるのではないか。認知行動療法や力動的な探求など，個々の技法への習熟が求められるが，1つの技法にこだわることなく，その場に求められるものを提供していくことが肝要である。支持的なかかわりを行った具体例として，次の症例を紹介する。この症例はいくつかの実際のケースのイメージを組み合わせてつくった架空のものである。精神科医の視点から描写しており，「私」とは精神科医のことを指す。

症例：60代女性　進行乳がん

紹介に至る経緯：病状が進行し，抗がん治療の適応ではない状況であることが担当のB医師より外来で伝えられた。その後，いつもなら元気なAさんがふさぎこんだ様子であるとのこと。B医師より電話があり，診察を依頼したいとのことであった。B医師は「何もしてあげられないんだよね」と悲しそうに言っていたが，私は「いつも先生は一生懸命ですね」という言葉をかけるのがせいぜいであった。

診療経過：

　Aさんは診察室に入ると，「精神科って初めてだから何したらいいのかわからない」と言った。私は，困っていることについて一緒に考えたいと思っているので，よかったら今悩んでいることについてなんでも話してほしいと伝えた。最初は緊張しながらぽつりぽつりとであったが，本人の話をさえぎらずに続けることを促すと，次のようなことを語った。

　喫茶店を始めてから30年以上続けてきた。小さな店だが地域に根差して，近所の人と支えあいながら，楽しく仕事をしてきた。友人と連れ立ってゴルフに行くのが趣味で，天気の良い日にコースを回ると何とも言えない清々しい気分になれていた。最近ダルさがひどくなって，ゴルフに行くのをやめた。喫茶店ももうたたまなければならないと思っている。「なんかとてもつまんなくてね」と語り，Aさんはため息をついた。夫とは死別しているが，二人の娘がいて，二人とも優しくて助かると。Aさんは悩みを話せたことで少し気持ちが楽になったと言ったので，次回の内科受診日にもたずねてきてほしいと伝えた。

　次回外来時，「相変わらずつまらないんだよね」とのことだった。元気がない自分を仲間には見せたくないので，引きこもりがちになっているとのこと。家族にはつらい気持ちを伝えられているのか？　とたずねると，「心配かけたら悪いと思って話せないんだ」と語った。私は，親密な人が周囲にたくさんいるのに気持ちを伝えられないことが気になり，「Aさんが周りに気をつかうのには何か理由があるのですか？　いつからそのように我慢するようになったのですか？」とたずねた。Aさんは少し考えて次のようなこと

を語りだした。

「実は自分は幼いころに両親を亡くして，叔父夫婦が東京で商売を成功させていたので，叔父夫婦を頼って上京した。両親と叔父とはやはり違うから，心配をかけないようにして生活していたんだ」と，涙ぐみながら語った。私は叔父が営む印刷工場で，さみしさを抱えながらもけなげに明るく振る舞っていた小さな女の子の姿を想像した。私は「そんな事情があったのですね」と伝えて，その日の診察を終えた。

3回目の外来に来たときは，少し晴れやかな顔であり，家族や友人には自分の気持ちを伝えられるようになったとのことだった。家族と友人に支えられていることに感謝の念が湧いているとのこと，喫茶店は閉店したが，一日一日を大切に，それなりに楽しく生活しているとのこと，診察は終了となった。

このケースを考察すると，明るく快活に生きていくことを大切にしていたAさんが，病状の進行に伴い「楽しみ」と「自分らしさ」を失ったと感じていたケースと理解される。背景には「周囲に甘えてはいけない」というやや厳しい信念があった。身体機能が低下するという新たな状況が出現し，いままでの信念をもち続ける形での適応が難しくなったことが，本人が新たな視点を獲得し，「心的外傷後成長」のなかの「他者との関係」や「人生への感謝」に関する気づきが生じることにつながる大きなきっかけとなった。

治療者はAさんを理解しようとかかわり続けることで，Aさんの新たな適応に向けたプロセスを促進し，治療者の問いはAさんの気づきにつながったと考えられる。精神的苦痛に対して薬物療法を用いて緩和することを提案するなど，もし治療者が別の方法をとっていたら，状況は展開していなかったかもしれない。

文献

Calhoun L. G. & Tedeschi R. G. (2006). Expert companion: Posttraumatic growth in clinical practice. In R.G. Tedeschi & L.G. Calhoun (Eds.), *Handbook of posttraumatic growth*. Mahwah, NJ: Lawrence Erlbaum Associates, pp.291-310.
（宅香菜子・清水　研（監訳）（2014）．心的外傷後成長ハンドブック——耐え難い

体験が人の心にもたらすもの　医学書院)

Hefferon K., Grealy M,, & Mutrie N. (2009). Post-traumatic growth and life threatening physical illness: A systematic review of the qualitative literature. *British Journal of Health Psychology.* **14**(Pt 2), 343-378.

Hijazi A. M., Lumley M. A., Ziadni M. S., Haddad, L., Rapport, L.T. J., & Arnetz, B. B. (2014). Brief narrative exposure therapy for posttraumatic stress in Iraqi refugees: A preliminary randomized clinical trial. *Journal of Traumatic Stress* **27**, 314-322.

北山　忍（1994）．文化的自己観と心理的プロセス　社会心理学研究, **10**, 153-167.

Lederberg, M. S. & Holland, J. C. (2011). Supportive psychotherapy in cancer care: An essential ingredient of all therapy. In Watson, M. & Kissane, D. (Eds), *Handbook of psychotherapy in cancer care.* John Willey & Sons, pp.3-14.

Maltsberger, J. T., & Buie, D. H. (1974). Countertransference hate juthc treatment of suicidal patients. *Arch Gen. Psychiatry*, 30, 625-633.

白波瀬丈一郎（2013）．自らを寿げる老いに向けてのパラダイムシフト　老年精神医学雑誌, 24, 11-17.

Sumalla, E.C., Ochoa, C., & Blanco, I. (2009).Posttraumatic growth in cancer: reality or illusion?. *Clinical Psychology Review.* **29**, 24-33.

宅香菜子（2010）．がんサバイバーの Posttraumatic Growth　腫瘍内科, 5(2), 211-217.

Taku, K. (2010). Posttraumatic growth in Japan: A path toward better understanding of culture-constant and culture-specific aspects. In T. Weiss & R. Berger (Eds.), *Posttraumatic growth and culturally competent practice.* New Jersey: John Wiley & Sons. pp.129-146.

Tedeschi R. G. & Calhoun L. G. (1996). The Posttraumatic Growth Inventory: Measuring the positive legacy of trauma. *Journal of Traumatic Stress.* **9**(3), 455-71.

渡辺正雄（1976）．日本人と近代科学――西洋への対応と課題　岩波書店

WHO (2007). Cancer contorol:Knowledge into action WHO guide for effective programmes

第4章 がん患者や、きょうだい・家族を対象としたPTG研究

副島 尭史・大城 怜・上別府 圭子

1 がんという心的外傷体験

(1) がん患者・経験者の心的外傷体験

　成人がん・小児がん共に生存率は向上しているが，依然としてがんは身近に存在する生命への脅威である。がんのような生命の脅威となる疾患に罹患し，苦痛を伴う検査や治療を反復して受けなければいけない体験や目撃が心的外傷体験となることは，医療者や研究者の共通の認識となりつつある（Smith, Redd, Peyser, & Vogl, 1999）。

　がん体験は，思いがけない突然のものであり，患者本人が致命的と感じることが多いという点で，他の心的外傷体験と共通する。特に，がんに罹患した子とその親の場合，がん体験は予期されるものではなく，心的外傷体験となりやすいと考えられる。一方で，がん体験は，診断の告知，苦痛を伴う検査や治療，再発や死に関する将来への不安，他のがん患者の死が反復し，そのもつれをほどくことが困難な心的外傷であり，一時的に現実から切り離されたこととして定義することができないこと，治療や予後はがん種や進行度によって異なり，心的外傷体験の強度が多様性をもつこと，がん発病自体は予測不可能であって

も，治療方針が選択可能で予後がある程度予測できることで，他の心的外傷体験とは異なるとする指摘もある（Smith et al., 1999）。

(2) がん体験に伴うPTSD／PTSSとPTG

1990年初期に，がん患者・経験者における侵入的想起や回避行動等の心的外傷関連症状が報告され始め（Kornblifh et al., 1992；Stuber, Nader, Yasuda, Pynoos, & Cohen, 1991），1994年には米国精神医学会の診断基準"*Diagnostic and Statistical Manual of Mental Disorders, fourth edition*"（DSM-IV）で生命の脅威となる疾患に罹患することも心的外傷後ストレス障害（Posttraumatic Stress Disorders：PTSD）を引き起こす出来事とされた。がん領域におけるPTSDの研究は，1990年代中ごろより盛んに行われるようになった。成人がん患者のPTSDに関する研究は，診断・告知・治療を心的外傷体験としたものが多い。乳がん患者を対象とし，構造化診断面接によりPTSDを診断した研究では，調査時点におけるPTSDの有病率は2-6％であり，調査時点までにPTSDに罹患した乳がん患者も4％以下であった（Matsuoka, Nagamine, & Uchitomi, 2006）。このように，成人がん患者におけるPTSDの有病率は低く，心的外傷後ストレス症状（Posttraumatic Stress Symptoms：PTSS）も重篤でないと考えられている。また，小児がん経験者では，PTSDを有する割合は10.0-22.0％であるとされ（Rourke, Hobbie, Schwartz, & Kazak, 2007；Schwartz & Drotar, 2006），健常者よりPTSSの強度が高いとされる一方（Kamibeppu et al., 2010），小児がん経験者と健常者で差異がないとする研究もある（Schwartz & Drotar, 2006）。2013年に発表されたDSM-5では，PTSDの診断が不安障害カテゴリーから分離独立した。新たな診断基準においては，客観的事実としての，切迫した生命の危険が心的外傷体験と定義されることとなり，例えば病気の告知や積極的治療などは必ずしも心的外傷体験とはみなされないこととなった（Kangas, 2013）。したがってDSM-5の診断基準を用いると，がん領域でのPTSDの有病率は低下する。

がん患者・経験者において，がんによるネガティブな心理的変化だけでなく，自己への自信の高まりや人生の意味に対する肯定的再評価といったポジティブな心理的変化が生じることも報告されてきた（Collins, Taylor, & Skokan,

1990)。このポジティブな変化の1つとして，1995年に，テデスキとカルフーン（Tedeschi & Calhoun, 1995）は心的外傷後成長（Posttraumatic Growth：PTG）を提唱した。その後，PTGを測定する尺度である（Posttraumatic Growth Inventory：PTGI）が開発され（Tedeschi & Calhoun, 1996），盛んにPTGに関する研究が行われ始めた。がん患者・経験者においては，2000年代よりPTGに関する研究が行われている（Barakat, Alderfer, & Kazak, 2006）。

以前はがん患者・経験者のPTSSのみに焦点が当てられていたが，がん患者・経験者におけるPTSSとPTGは密接にかかわっており，現在はPTGを含めて，がんという心的外傷体験をとらえつつある（Cordova & Andrykowski, 2003）。成人がん患者・経験者においては，PTSSが強いほど，PTGが高まることを報告する研究もあるが（Park, Chmielewski, & Blank, 2010 ; Smith, Samsa, Ganz, & Zimmerman, 2014），PTGとPTSSの関連はないとする研究もある（Ben-Zur, Cohen, & Gouzman, 2015 ; Skaczkowski, Hayman, Strelan, Miller, & Knott,

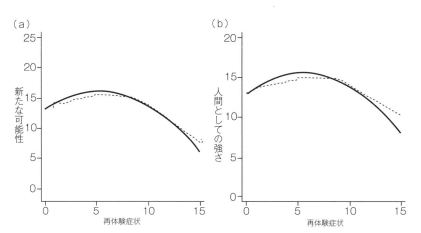

図4-1　PTSSとPTGにおける曲線的関係（Zebrack et al., 2015より改変，副島訳）
Note.（a）は，Posttraumatic Stress Diagnostic Scaleにおける「再体験症状」と，Posttraumatic Growth Inventoryにおける「新たな可能性」。
　　（b）は，Posttraumatic Stress Diagnostic Scaleにおける「再体験症状」と，Posttraumatic Growth Inventoryにおける「人間としての強さ」。

2013)。小児がん患者・経験者においては，PTSS が強いほど，PTG が高いと報告する一方（Tremolada, Bonichini, Basso, & Pillon, 2016），PTSS が強いほど，PTG が低いことも報告されており（Arpawong, Oland, Milam, Ruccione, & Meeske, 2013），先行研究の知見が一致していない。その理由の１つとして，PTSS と PTG は直線的ではなく，曲線的に関連していることが考えられている（図4－1）。思春期・若年成人がん患者の先行研究では，PTSS の再体験症状が中等症である場合，PTG の「新たな可能性」「人間としての強さ」が最も高く，PTSS の再体験症状が軽症・重症である場合，PTG の「新たな可能性」「人間としての強さ」がより低かった（Zebrack et al., 2015）。PTSS と PTG は曲線的な関係を示すため，PTSS が一般的に軽症から中等症であることが多い成人がん患者・経験者において，PTSS と PTG の間に正の相関か無相関がみられたと考えられる。

2　がん患者・経験者，その家族のPTG

(1)　がん患者・経験者のPTGにおける関連要因

　成人がん患者・経験者の PTG に関する先行研究の多くは，さまざまな部位のがん患者を対象とする（Arpawong, Richeimer, Weinstein, Elghamrawy, & Milam, 2013 ; Cormio, Romito, Giotta, & Mattioli, 2015）。また，乳がん（Koutrouli et al., 2015 ; Wang, Liu, Wang, Chen, & Li, 2014），消化器がん（Gouzman et al., 2015），非ホジキンリンパ腫（Smith et al., 2014）等，特定のがんに限定した研究もある。小児がん患者・経験者の場合，特定の種別に着目した研究は少なく（Yonemoto et al., 2009），白血病やリンパ腫等のさまざまな患者・経験者を対象としている（Arpawong et al., 2013 ; Gianinazzi et al., 2016 ; Tremolada et al., 2016 ; Turner-Sack, Menna, & Setchell, 2012 ; Yuen, Ho, & Chan, 2014 ; Zebrack et al., 2015; Zebrack et al., 2012）。がん患者・経験者の PTG に関する研究は，成人がんや小児がん，幅広いがんの種別を含んでいるものの，PTG の関連要因の多くは共通している。
　PTG に関連する人口動態学的要因に関して，成人・小児がんやがんの種

別にかかわらず，女性であること（Gianinazzi et al., 2016；Smith et al., 2014; Tremolada et al., 2016；Zebrack et al., 2015），白人やヒスパニックでないこと（Arpawong et al., 2013；Smith et al., 2014；Zebrack et al., 2015），既婚であること（Zebrack et al., 2012）は高い PTG と関連した。成人がん患者・経験者では，調査時年齢が低いことは一貫して高い PTG と関連したが（Cormio et al., 2015; Koutrouli et al., 2015），小児がん経験者においては低い PTG と関連していた（Tremolada et al., 2016；Yonemoto et al., 2009）。教育歴（Smith et al., 2014; Wang et al., 2014；Tremolada et al., 2016；Zebrack et al., 2012）と収入（Wang et al., 2014）が PTG に与える影響は，先行研究により相反する結果を示している。

　医学的要因としては，成人がん経験者では，治療後・診断後期間が長いことが高い PTG と関連した（Koutrouli et al., 2015）。一方で，小児がん経験者では，診断後・治療後期間が短いことが高い PTG と関連した先行研究が多いものの（Tremolada et al., 2016；Zebrack et al., 2012），診断後期間が長いことと関連したという研究もある（Gianinazzi et al., 2016）。また，小児がん経験者では，診断時年齢と PTG の関連を検討しているが，先行研究により相反した結果であった（Gianinazzi et al., 2016；Tremolada et al., 2016; Zebrack et al., 2012）。また，調査時点での治療の有無が PTG に与える影響は一貫していないが（Smith et al., 2014），がんの重篤度が高いことやそれに伴った治療強度が高いこと，再発・転移があること（Smith et al., 2014; Zebrack et al., 2012），再発への不安（Turner-Sack et al., 2012），また骨肉腫経験者の四肢切断（Yonemoto et al., 2009）等，強度の高い治療の有無により PTG が高まることを示唆している。その一方で，がん以外の疾患・障害があること（Arpawong, Oland et al., 2013；Wang et al., 2014；Cormio et al., 2015）は低い PTG と関連しており，がん患者・経験者にとってさらなる別の疾患・障害の合併は，PTG の形成を阻害すると考えられる。小児がん経験者では，がんの部位別に PTG を比較しており，骨腫瘍の患者・経験者は，他の小児がんに比べ，PTG が低かった（Arpawong, Oland et al., 2013；Zebrack et al., 2012）。また，身体的パフォーマンスと PTG の関連は研究により結果が異なる（Arpawong, Oland et al., 2013；Arpawong, Richeimer et al., 2013；Cormio et al., 2015）。この知見にお

ける非一貫性は，成人がん患者のPTGにおける関連要因に関してメタアナリシスを行った研究でも指摘されている（Shand, Cowlishaw, Brooker, Burney, & Ricciardelli, 2015）。

心理社会的要因として，成人がん・小児がんにかかわらず，ソーシャルサポートは高いPTGと関連した（Cormio et al., 2015 ; Smith et al., 2014 ; Tremolada et al., 2016 ; Yonemoto et al., 2009）。抑うつ症状・心理的ストレスがないこと（Arpawong, Oland et al., 2013；Arpawong, Richeimer et al., 2013；Koutrouli et al., 2015）が高いPTGと関連していた。コーピングに関して，がん体験の肯定的再解釈（Cormio et al., 2015；Koutrouli et al., 2015；Yuen et al., 2014）は，成人がん・小児がんにかかわらず，がん患者・経験者の高いPTGと関連した。また，成人がん患者・経験者では，積極的・問題解決的コーピング（Turner-Sack et al., 2012），宗教的コーピング（Cormio et al., 2015）が高いPTGと関連した。楽観性・希望（Yuen et al., 2014），レジリエンス（Gouzman et al., 2015）といったがん患者・経験者のパーソナリティもPTGを高める要因であった。

(2) がん患者・経験者のPTGが影響するアウトカム

先行研究では，成人がん患者・経験者のPTGは，抑うつ症状や不安症状を直接的に低下させ（Canavarro, Silva, & Moreira, 2015；Li, Miao, Gan, Zhang, & Cheng, 2015），自己効力感を向上させていた（Mystakidou et al., 2015）。さらに，がん患者・経験者のPTGは，疾患の重篤度に関する認知やスティグマによる抑うつ症状・不安症状の増強を緩衝した（Li et al., 2015）。また，乳がん経験者においては，PTGは夫婦間の関係性を媒介して不安症状を低下させていた（Canavarro et al., 2015）。

成人がん患者・経験者の身体的・心理社会的QOL（Quality of Life）もPTGにより改善された（Ben-Zur et al., 2015 ; Skaczkowski et al., 2013）。消化器がん患者においては，PTSSが心理社会的QOLを低下させるものの，その効果がPTGにより緩衝されていた（Ben-Zur et al., 2015）。また代替療法を使用している成人がん患者を対象とした研究では，代替療法と身体的・心理社会的QOLの関連をPTGが媒介していた（Skaczkowski et al., 2013）。小児がん患者・経験者では，人生への満足度やスピリチュアルなウエルビーイングにPTGが影

響した（Park et al., 2010；Seitz et al., 2011）。しかし，成人がん患者・経験者では身体的・心理社会的QOLとの関連はなかった（Park et al., 2010）。

　PTGと生理学的なアウトカムに関する研究も存在する。転移した乳がん患者を対象とし，PTGとコルチゾールの分泌量の関連を検討した研究では，PTGが高いほど，コルチゾールの分泌量が低下した（Diaz, Aldridge-Gerry, & Spiegel, 2014）。このような研究は少ないものの，抑うつ症状や不安症状，QOL等の主観的なアウトカムだけでなく，生理学的なアウトカムとの関連も検討されつつある。

(3)　がん患者の家族におけるPTG

　がん患者・経験者に身近な存在である家族にとっても，がん体験は心的外傷体験となり得る。このため，患者・経験者本人だけでなく，その家族のPTGに関する研究も近年行われている。がん体験を経て，成人がん患者の子どもや小児がん患者の親は，人生に対する感謝が高まり，人間としての強さを得て，他者との関係が親密になるといった成長を認識する（Cataudella & Zelcer, 2012；Wong, Cavanaugh, MacLeamy, Sojourner-Nelson, & Koopman, 2009）。成人がん患者の子どもでは，がんや医療に対する興味・関心が湧くといったがん体験に特徴的な成長もみられる。小児がん患者の母親は，家族間の絆の強化，家族の闘病生活に立ち向かう力の向上，他の小児がん患者・家族との協力関係の強化といった家族全体としての成長を認識していることが報告される（奥山・森・小林・大高, 2009）。この家族全体としての成長は，小児がん患者・家族が闘病生活を乗り越えるうえでの支えになると示唆される。

　がん患者・経験者の家族におけるPTGに関する量的研究ではPTGIを用いており，特に成人がん患者の配偶者またはパートナーを対象とした研究が多い。配偶者・パートナーを対象とした研究では，患者も対象として含めている場合も多く，配偶者・パートナーのPTGと比較し，患者の方がより高いPTGを示した（Zwahlen, Hagenbuch, Carley, Jenewein, & Buchi, 2010；Manne et al., 2004）。また，患者と同様に，配偶者・パートナーも女性であること（Zwahlen et al., 2010），年齢が若いこと（Manne et al., 2004）がより高いPTGと関連していた。がん患者・経験者では，教育歴とPTGの関連は研究により結果

が相反していたが，配偶者・パートナーでは教育歴が低いこと（Thornton & Perez, 2006）は高いPTGと関連した。また，がん体験の肯定的な再解釈を行うことも配偶者・パートナーにおけるPTGが高まる要因であった（Thornton & Perez, 2006）。乳がん患者の配偶者・パートナーを対象とした研究では，PTGの関連要因として，夫婦関係や夫婦の価値にコミットしていること，乳がん患者がPTGを経験していること，乳がんをトラウマティックな出来事と感じていることが報告されている（Weiss, 2004）。多くの研究がPTGの測定をPTGI尺度で測定している中，PTGを「配偶者が経験する，ケア経験から生じたポジティブな結果」とし，Benefit Finding Scalesを使用して測定しようとした研究もある（Kim, Carver, Deci, & Kasser, 2008）。この研究でもPTGIを用いた研究と同様に，女性であることと患者からの愛情を感じていることが高いPTGと関連した。配偶者・パートナーのPTGは，人口動態学的要因やコーピングだけでなく，互いの関係性や相手のPTGが関連要因となることが特徴である。

　また，研究はまだ少ないものの，成人がん患者の子どもを対象とした研究もある。乳がんに罹患した母親とその健常な娘を対象とした研究では，心理社会的ウエルビーイングや人生満足度，ソーシャルサポートに差がなかったが，乳がんに罹患した母親をケアすること，母親の病気をストレスフルと感じることが，PTGを高める要因であった（Mosher, Danoff-Burg, & Brunker, 2006）。

　小児がんの場合は，父親，母親，きょうだいを対象とした研究が行われている。小児がん経験者の84.7％，母親の90％，父親の80％が何らかのPTGを経験していた（Barakat et al., 2006）。親ときょうだいのPTGは，経験者と同程度であり，親はきょうだいよりも高いPTGを示した（Turner-Sack, Menna, Setchell, Maan, & Cataudella, 2016）。成人がん患者と異なり，小児がん経験者においては，経験者と家族員にPTGの差はなかった。また，上別府ら（Kamibeppu et al., 2010）は，小児がん経験者ときょうだいのPTGを一般集団と比較している。きょうだいは，一般集団と比べ，PTGの中でも「人生に対する感謝」を強く経験していた。また，女性であるきょうだいにおいては，PTGの総得点と「他者との関係」において一般集団の女性よりも高かった。思春期の小児がん経験者と父親・母親を対象とした研究では，経験者でPTGとPTSSが関連する一方

で，父親・母親は関連がなかった（Barakat et al., 2006）。小児がん経験者と親を対象にした研究では，小児がん経験者において診断がPTGの関連要因となる一方で，親において診断や社会経済状況はPTGと関連しなかった（Michel, Taylor, Absolom, & Eiser, 2010）。また，心理的苦痛，コーピング，人生満足度も，PTGと関連がなかったことが報告される（Turner-Sack et al., 2016）。

3　まとめ

がん患者・経験者とその家族におけるPTGの関連要因として，人口動態学的・医学的・心理社会的要因が報告されるが（Shand et al., 2015），その知見はいまだ少ない。さらに，化学療法や造血幹細胞移植等の治療内容，それに伴う晩期合併症といったがんに特異的な要因に関しては十分な検討がなされていない。今後，がんに非特異的・特異的な要因とPTGの関連を検討することで，がん患者・経験者のPTGをより広範に解釈できると考えられる。また，PTGは，がん患者・経験者のさまざまなアウトカムに影響することが示されているものの，これらの知見も少ない。がん患者・経験者のPTGを高める意義を提示するうえでも，抑うつやQOL等のさまざまなアウトカムとの関連を今後も検討する必要がある。

文献

Arpawong, T. E., Oland, A., Milam, J. E., Ruccione, K., & Meeske, K. A. (2013). Post-traumatic growth among an ethnically diverse sample of adolescent and young adult cancer survivors. *Psycho-Oncology*, **22**(10), 2235-2244.

Arpawong, T. E., Richeimer, S. H., Weinstein, F., Elghamrawy, A., & Milam, J. E. (2013). Posttraumatic growth, quality of life, and treatment symptoms among cancer chemotherapy outpatients. *Health Psychology*, **32**(4), 397-408.

Barakat, L. P., Alderfer, M. A., & Kazak, A. E. (2006). Posttraumatic growth in adolescent survivors of cancer and their mothers and fathers. *Journal of Pediatric Psychology*, **31**(4), 413-419.

Ben-Zur, H., Cohen, M., & Gouzman, J. (2015). Posttraumatic growth moderates the effects of posttraumatic stress symptoms on adjustment and positive affective reactions in digestive system cancer patients. *Psychology, Health & Medicine*, **20** (6), 685-696;

Canavarro, M. C., Silva, S., & Moreira, H. (2015). Is the link between posttraumatic growth and anxious symptoms mediated by marital intimacy in breast cancer patients? *European Journal of Oncology Nursing: The Official Journal of European Oncology Nursing Society*, **19**(6), 673-679.

Cataudella, D. A., & Zelcer, S. (2012). Psychological experiences of children with brain tumors at end of life: Parental perspectives. *Journal of Palliative Medicine*, **15**(11), 1191-1197.

Collins, R. L., Taylor, S.E., & Skokan, L. A. (1990). A better world or a shattered vision?: Changes in perspectives following victimization. *Social Cognition*, **8**(3), 263-285.

Cordova, M. J., & Andrykowski, M. A. (2003). Responses to cancer diagnosis and treatment: Posttraumatic stress and posttraumatic growth. *Seminars in Clinical Neuropsychiatry*, **8**(4), 286-296.

Cormio, C., Romito, F., Giotta, F., & Mattioli, V. (2015). Post-traumatic growth in the italian experience of long-term disease-free cancer survivors. *Stress & Health: Journal of the International Society for the Investigation of Stress*, **31**(3), 189-196.

Diaz, M., Aldridge-Gerry, A., & Spiegel, D. (2014). Posttraumatic growth and diurnal cortisol slope among women with metastatic breast cancer. *Psychoneuroendocrinology*, **44**, 83-87.

Gianinazzi, M., Rueegg, C., Vetsch, J., Lüer, S., Kuehni, C., Michel, G., Swiss Pediatric Oncology Group (SPOG) (2016). Cancer's positive flip side: Posttraumatic growth after childhood cancer. *Supportive Care in Cancer*, **24**(1), 195-203.

Gouzman, J., Cohen, M., Ben-Zur, H., Shacham-Shmueli, E., Aderka, D., Siegelmann-Danieli, N., & Beny, A. (2015). Resilience and psychosocial adjustment in digestive system cancer. *Journal of clinical psychology in medical settings*, **22**(1), 1-13.

Kamibeppu, K., Sato, I., Honda, M., Ozono, S., Sakamoto, N., Iwai, T., Okamura, J., Asami, K.,Maeda, N., Inada, H., Kakee, N., Horibe, K.,& Ishida,Y. (2010). Mental health among young adult survivors of childhood cancer and their siblings including posttraumatic growth. *Journal of Cancer Survivorship*, **4**(4), 303-312.

Kangas, M. (2013). DSM-5 trauma and stress-related disorders: Implications for screening for cancer-related stress. *Frontiers in Psychiatry*, **7**, Article 122.

Kim, Y., Carver, C. S., Deci, E. L., & Kasser, T. (2008). Adult attachment and psychological well-being in cancer caregivers: The mediational role of spouses' motives for caregiving. *Health Psychology*, **27**(2S), S144.

Kornblifh, A. B., Anderson, J., Cella, D. F., Tross, S., Zuckerman, E., Cherin, E., Henderson, E., Weiss, R. B., Cooper, M. R., Silver, R. T., Leone, L., Canellos, G. P., Goftlieb, A.,

& Holland, C. (1992). Hodgkin disease survivors at increased risk for problems in psychosocial adaptation. *Cancer*, **70**(8), 2214-2224.

Koutrouli, N., Anagnostopoulos, F., Griva, F., Gourounti, C., Kolokotroni, F., Efstathiou, V., Mellon, R., Niakas, D., & Potamianos, G. (2015). Exploring the relationship between posttraumatic growth, cognitive processing, psychological distress and social constraints in a sample of breast cancer patients. *Women & Health*. Advance online publication. doi: 10.1080/03630242.2015.1118725.

Li, W. J., Miao, M., Gan, Y. Q., Zhang, Z. J., & Cheng, G. (2015). The relationship between meaning discrepancy and emotional distress among patients with cancer: The role of posttraumatic growth in a collectivistic culture. *European Journal of Cancer Care*. Advance online publication. doi: 10.1111/ecc.12298.

Manne, S., Ostroff, J., Winkel, G., Goldstein, L., Fox, K., & Grana, G. (2004). Posttraumatic growth after breast cancer: Patient, partner, and couple perspectives. *Psychosomatic Medicine*, **66**(3), 442-454.

Matsuoka, Y., Nagamine, M., & Uchitomi, Y. (2006). Intrusion in women with breast cancer. In Kato, N., Kawata, M., & Pitman, R. K (Eds.), *PTSD: Brain mechanisms and clinical implications*. Tokyo: Springer-Verlag. pp169-178.

Michel, G., Taylor, N., Absolom, K., & Eiser, C. (2010). Benefit finding in survivors of childhood cancer and their parents: Further empirical support for the benefit finding scale for children. *Child: Care, Health and Development*, **36**(1), 123-129.

Mosher, C. E., Danoff-Burg, S., & Brunker, B. (2006). Post-traumatic growth and psychosocial adjustment of daughters of breast cancer survivors. *Paper presented at the Oncology Nursing Forum*, **33**(3), 543-551

Mystakidou, K., Parpa, E., Tsilika, E., Panagiotou, I., Theodorakis, P. N., Galanos, A., & Gouliamos, A. (2015). Self-efficacy and its relationship to posttraumatic stress symptoms and posttraumatic growth in cancer patients. *Journal of Loss and Trauma*, **20**(2), 160-170.

奥山朝子・森美智子・小林八代枝・大高麻衣子（2009）．学童期以上の小児がん患児・家族の心理社会的状況——闘病体験から得られた成長に着目して—— 小児がん看護，**4**, 15-26.

Park, C. L., Chmielewski, J., & Blank, T. O. (2010). Post-traumatic growth: Finding positive meaning in cancer survivorship moderates the impact of intrusive thoughts on adjustment in younger adults. *Psycho-Oncology*, **19**(11), 1139-1147.

Rourke, M. T., Hobbie, W. L., Schwartz, L., & Kazak, A. E. (2007). Posttrauamatic stress disorder (PTSD) in young adult survivors of childhood cancer. *Pediatric blood & cancer*,

49(2), 177-182.

Schwartz, L., & Drotar, D. (2006). Posttraumatic stress and related impairment in survivors of childhood cancer in early adulthood compared to healthy peers. *Journal of Pediatric Psychology*, **31**(4), 356-366.

Seitz, D. C., Hagmann, D., Besier, T., Dieluweit, U., Debatin, K. M., Grabow, D., Kaatsch, P.,Henrich, G., & Goldbeck, L. (2011). Life satisfaction in adult survivors of cancer during adolescence: What contributes to the latter satisfaction with life? *Quality of Life Research*, **20**(2), 225-236.

Shand, L. K., Cowlishaw, S., Brooker, J. E., Burney, S., & Ricciardelli, L. A. (2015). Correlates of post-traumatic stress symptoms and growth in cancer patients: A systematic review and meta-analysis. *Psycho-Oncology*, **24**(6), 624-634.

Skaczkowski, G., Hayman, T., Strelan, P., Miller, J., & Knott, V. (2013). Complementary medicine and recovery from cancer: The importance of post-traumatic growth. *European Journal of Cancer Care*, **22**(4), 474-483.

Smith, M. Y., Redd, W. H., Peyser, C., & Vogl, D. (1999). Post-traumatic stress disorder in cancer : A review. *Psycho-Oncology*, **8**(6), 521-537.

Smith, S. K., Samsa, G., Ganz, P. A., & Zimmerman, S. (2014). Is there a relationship between posttraumatic stress and growth after a lymphoma diagnosis. *Psycho-Oncology*, **23**(3), 315-321.

Stuber, M. L., Nader, K., Yasuda, P., Pynoos, R. S., & Cohen, S. (1991). Stress responses after pediatric bone marrow transplantation: Preliminary results of a prospective longitudinal study. *Journal of the American Academy of Child & Adolescent Psychiatry*, **30**(8), 952-957.

Tedeschi, R. G., & Calhoun, L. G. (1995). *Trauma & transformation: Growing in the aftermath of suffering*. Thousand Oaks, CA: Sage Publications.

Tedeschi, R. G., & Calhoun, L. G. (1996). The Posttraumatic Growth Inventory: Measuring the positive legacy of trauma. *Journal of Traumatic Stress*, **9**(3), 455-471.

Thornton, A. A., & Perez, M. A. (2006). Posttraumatic growth in prostate cancer survivors and their partners. *Psycho-Oncology*, **15**(4), 285-296.

Tremolada, M., Bonichini, S., Basso, G., & Pillon, M. (2016). Post-traumatic stress symptoms and post-traumatic growth in 223 childhood cancer survivors: Predictive risk factors. *Frontiers in Psychology*, **7**, Article 287.

Turner-Sack, A. M., Menna, R., & Setchell, S. R. (2012). Posttraumatic growth, coping strategies, and psychological distress in adolescent survivors of cancer. *Journal of Pediatric Oncology Nursing*, **29**(2), 70-79.

Turner-Sack, A. M., Menna, R., Setchell, S. R., Maan, C., & Cataudella, D. (2016). Psychological functioning, post-traumatic growth, and coping in parents and siblings of adolescent cancer survivors. *Oncology Nursing Forum*, **43**(1), 48-56.

Yonemoto, T., Kamibeppu, K., Ishii, T., Iwata, S., Hagiwara, Y., & Tatezaki, S. I. (2009). Psychosocial outcomes in long-term survivors of high-grade osteosarcoma: A Japanese single-center experience. *Anticancer Research*, **29**(10), 4287-4290.

Yuen, A. N. Y., Ho, S. M. Y., & Chan, C. K. Y. (2014). The mediating roles of cancer-related rumination in the relationship between dispositional hope and psychological outcomes among childhood cancer survivors. *Psycho-Oncology*, **23**(4), 412-419.

Wang, M., Liu, J., Wang, H., Chen, J., & Li, Y. (2014). Posttraumatic growth and associated socio-demographic and clinical factors in chinese breast cancer survivors. *European Journal of Oncology Nursing*, **18**(5), 478-483.

Weiss, T. (2004). Correlates of posttraumatic growth in husbands of breast cancer survivors. *Psycho-Oncology*, **13**(4), 260-268.

Wong, M. L., Cavanaugh, C. E., MacLeamy, J. B., Sojourner-Nelson, A., & Koopman, C. (2009). Posttraumatic growth and adverse long-term effects of parental cancer in children. *Families, Systems, & Health*, **27**(1), 53-63.

Zebrack, B., Kwak, M., Salsman, J., Cousino, M., Meeske, K., Aguilar, C., .Embry, L., Block, R., Hayes-Lattin,B., & Cole, S. (2015). The relationship between posttraumatic stress and posttraumatic growth among adolescent and young adult (AYA) cancer patients. *Psycho-Oncology*, **24**(2), 162-168.

Zebrack, B. J., Stuber, M. L., Meeske, K. A., Phipps, S., Krull, K. R., Liu, Q., Yasuil, Y., Parry, C., Hamilton, R., Robinson, L. L. & Zeltzer, L. K. (2012). Perceived positive impact of cancer among long-term survivors of childhood cancer: A report from the childhood cancer survivor study. *Psycho-Oncology*, **21**(6), 630-639.

Zwahlen, D., Hagenbuch, N., Carley, M. I., Jenewein, J., & Buchi, S. (2010). Posttraumatic growth in cancer patients and partners: Effects of role, gender and the dyad on couples' posttraumatic growth experience. *Psycho-Oncology*, **19**(1), 12-20.

・・コラム・・

PTGと小児科臨床　　　　　　　　　　　　　　　　　　小澤美和

　小児科の臨床場面には，その子どもにとってトラウマティックな体験が関連したと思われる，さまざまな困難を抱えた子どもたちが登場する。だから，医療現場にいる私たちは，トラウマ体験が及ぼすマイナスの影響に注目しがちであった。このマイナスの影響をできるだけ小さく済ませるためには，どんな要因が有用なのか，と臨床研究家が躍起になった時代がある。私もその一人である。

　そんななか，心的外傷後成長という概念が1995年に発表され，10年ほど経過した2005年ごろに私はこの概念に出会った。トラウマ体験によるプラスの影響がある，という考え方は，長い間くすぶっていた私の違和感，つまり"果たして自分は彼らを治療しているのだろうか"という気持ちを払拭してくれた。

　患者として小児科外来を卒業後，またはなお10年以上通院中であっても，なお"もがき"の中にいて，さらに一生懸命に生きている昔は子どもであった青年たちに会うたびに，彼らにとって自分は治療者として彼らに何ができたのだろうか，と思いを巡らせていたが，心的外傷後成長という過程を共に過ごしてきたと考えるとしっくりくる。筆者がしてきたことは，彼らの"もがき"に寄り添い，彼らが絞り出した解決策を支持し，新たな悩みに根気強く付き合う中で体験する喜びや悲しみ，苦しみを彼らと共に体験し，真剣に見守ることだったと思うのである。

　そんな過程を共に歩ませてもらった青年たちを紹介したい。

　文武両道で自分に厳しい高校生が病気で亡くなった。彼女とはまったく性格が異なるけれども，いつも彼女と同じ道を歩み，いつも人懐っこい笑顔の妹が1人いた。その彼女が，数年後に突然，学校に行けなくなってしまった，と私の外来に相談に訪れた。とにかく学校には行きたいと訴えながらも，どうにもこうにも身体が言うことをきかない，と言う。検査をしても身体に異常はなく，本人にも学校にも思い当たる節はなかった。昼夜逆転となり，体力がどんどん落ちていくことを気にして，身体に鞭打って夜のランニングを始めた。親は夜の練習に付き合い彼女を支えた。勉強は深夜に自学を続け，時に父親も付き合った。わけのわからない不調に"もがき"ながら，常に転機をみつけようと目標をもち，努力する彼女を両親は信じて見守り続けたのである。ある日，彼女から手紙が届いた。

一番つらかった時期の自分に付き合ってくれたことへの感謝と，姉への感謝，家族への感謝，そのおかげで今の自分があることが綴られていた。私の記憶にある彼女は，自分の状態を許せずに，いつも"もがいて"いたが，10年以上時が過ぎて届いた手紙には，今の自分なりのスタイルを肯定的にとらえる彼女自身が描かれていた。

振り返れば，彼女がひどい体調不良に見舞われ出した年齢と，他界した時の姉の年齢は同じだったのである。

さて，この心的外傷後成長という概念は，このような子どもたちの変化を理解したり，"もがき"続ける子どもたちに根気強く付き合う必要性を裏付けする助けになると思う一方で，元来の子どもの成長との違いに悩むときがある。これは，大いに興味のあるところではあるが，その解明は，臨床研究の成果に期待したい。

長男を亡くしたもう1家族をご紹介させていただきたい。兄を亡くして数年が過ぎたころ，その妹の様子が心配になり，母親が相談に来院した。母親もまだなお深い悲しみの中にあり，病院に足を運ぶことすら困難な中，来院してくださった。話を聞くと，美化された兄の存在と深い悲しみで充満している生活が推察された。それに影響を受けた妹は，兄の身代わりとして生きているようであった。妹の学校の担任の協力を得ることができ，彼女が彼女らしく行動できる学校生活を積極的に支持していただくことにより，表情が変わり，行動も変化した。それに伴い，母親も変わった。妹の姿に兄を重ねることができなくなり，妹を彼女自身として見，兄の喪失に向き合わざるを得ない状況となり，母の"もがき"が始まった。しかし，妹の存在が母の力となり，日常生活をなんとか営みながら，兄のいない生活の受容が始まっている。この2人の苦悩を，父親も悲しみを抱えながらも，父親なりに静かに見守り続けている。

家族の一員の死は，亡くなった人との関係性が異なるそれぞれの立場によって個々に異なるつらい喪失体験となる。そんな中で，1人の成長は，そばにいる家族の変化をもたらし，家族として新しい関係性の構築をとげることに気づかされた家族の1例である。

これらの，大変地味で長い行程に労を惜しまず伴走してくれる臨床家が，今後さらに育ってくれることを期待したい。

第5章
PTGと自尊感情にまつわる研究をもとに

近藤　卓

1　いのちの教育と自尊感情

　筆者は30年以上にわたって中学生や高校生対象のスクールカウンセラーとして仕事をしてくる過程で，啓蒙的な活動としての，いわば第一次予防的な意義を求めて「いのちの教育」の理論と実践に関して研究を進めるようになった（近藤，2002，2003）。

　さらに，そうした実践の中で，子どもたちがまず自分自身のいのちのかけがえのなさや，奇跡的な存在としての自分自身をしっかりと自覚すること，つまり「自分は大切な存在である」という確信をもてるようになることが大切であると考えるようになった。

　「自分は大切な存在である」という確信がもてることを，筆者は自尊感情が十分にはぐくまれている状態であると理解している。つまり，自尊感情を文字どおり「自分を尊ぶ感情」「自分を大切に思う感情」であると定義したのである（近藤，2010）。

　この「自分を大切に思う感情」の弱さは，近年の初等・中等教育の学校現場で盛んに指摘されている。「どうせ自分なんて」とか，「生きていたってしょうがない」あるいは「死んでしまいたい」などの，投げやりで自分自身を大切に

思っているとは考えられないような，子どもたちの言動が目に付くというのである。

　筆者は，それは自尊感情の低さの問題であり，自尊感情が十分にはぐくまれていないという現代の子どもの抱える問題だと考えている。そうした子どもの問題について，自己肯定感，自己有用感，自己有能感，自己効力感，自己受容感，自尊心，自信，プライド，セルフエスティームなど，さまざまな用語や概念で説明し，この問題に対処しようとする動きもある。

　筆者としては，それらと自尊感情を明確に区別して議論する必要があると考えている。それらはそれぞれの背景にある理論が異なっており，したがって定義も異なっている。表面上は重なる部分が少なくないものの，本質的に異なる概念だと考えられる。そうした違いをあいまいにしておくと，子どもの問題への理解も対処の違いも生じることとなり，その結果不適切な対応となってしまうこともあると考える。そこで，これら各概念の関係性を明解にしようと意図して整理したものが図5-1である。

　この図の中心に置かれているものが，筆者の定義による自尊感情である。筆者の定義では，自尊感情は図に示したとおり，基本的自尊感情（BASE；Basic Self Esteem）と社会的自尊感情（SOSE；Social Self Esteem）という二つの領域から成り立っている。かねてより用いられている概念では，自尊感情は「成功（success）」を「要求（pretension）」で除したものとされている（James, 1890）。つまり，自尊感情は成功を変数とした関数として，一義的に決定されるのである。

　しかしながら，筆者はこの定義では，自尊感情の一部しか定義しきれていないと考えている。つまり，この定義では，社会的な存在としての自分の価値を，他者との関係において評価しているに過ぎない。

　確かに，さまざまな側面あるいは視点から他者との比較をすることで，より優れ勝る存在になろうとして努力をするという意欲も生まれるかもしれない。そうした，いわば向上心によって，これまで私たちはさまざまな成果を得てきた面は否定できない。そうした過程で人の内面にはぐくまれるものは，できることがあるとか，役に立つとか，価値があるとかいった，いわゆる自己有能感や自己有用感あるいは自己効力感などである。

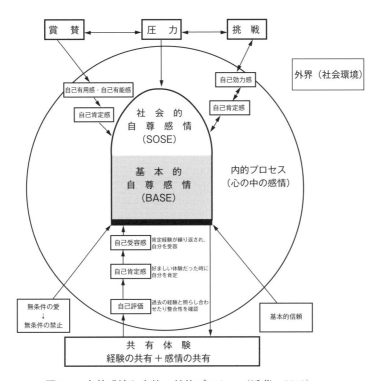

図5-1　自尊感情と内的・外的プロセス（近藤，2010）

　つまり，それらの感情が保証しているのは，その人が何らかの目的に対して，"手段"として意味をもっている存在であるということであろう。しかし，人はそうしたこととは別に，存在そのものに意味があると考えられるべきである。言い換えれば，人は"手段"としてのみ存在するのではなく，"目的"としても存在しているのであり，社会的な価値や，有用性，有能性，効力性などとは無関係に，自分自身を無条件に受け入れる感情が人の根本を支えているはずである。こうした根本にある感情を基本的自尊感情と名付け，一方で社会的な状況に依存した感情を社会的自尊感情と名付けることで，筆者は自尊感情を二つの領域から考察するに至った。

　二つの領域からなる自尊感情，つまり社会的自尊感情と基本的自尊感情を測

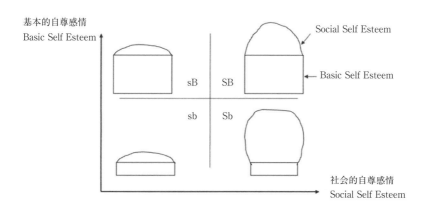

図5-2　自尊感情の四つのタイプ（近藤，2010）

SBタイプ　自尊感情の二つの部分がバランスよく形成されている
sBタイプ　社会的自尊感情が育っていない；のんびり屋，マイペース
sbタイプ　自尊感情の二つの部分が両方とも育っていない；孤独，自信がない
Sbタイプ　社会的自尊感情が肥大している；頑張り屋の良い子，不安を抱えている

定するための尺度SOBA-SET（Social & Basic Self Esteem Test；社会的基本的自尊感情尺度）を開発した（近藤，2010）。それを用いてこれまで多くの小・中・高校生の調査を行ってきた。その結果から，社会的自尊感情と基本的自尊感情の高低の組み合わせで，図5-2のようなタイプ分けを行い考察している。

　SBタイプは，社会的自尊感情（SOSE）も基本的自尊感情（BASE）もどちらも大きく育っている。バランスの取れた，安定した自尊感情の状態であるといえよう。SOSEは，周りとの関係性や状況に応じて大きく膨らんだり，凹んだりを繰り返す可能性がある。いわば不安定な自尊感情である。

　つまり，役立っているとか，できることがあるとか価値があるとかいったように，存在の意味を確認できると大きく膨らんだ状態になる。しかし，うまくできなかったり，勝負に負けて低い評価となったりすると，小さく凹んでしまう。そのように，社会的な状況に応じて変化しうる，不安定な自尊感情の領域だといえる。

　一方で，BASEはそうした周りとの関係や状況に依存せず，常に自分をあり

のままに受け入れることで成り立っている感情である。つまり，非常に安定した永続性のある自尊感情の領域だといえる。

　自尊感情は，これら SOSE と BASE という二つの領域によって全体を構成していると考えると，SOSE が凹むような状況においては，BASE がその人の心をしっかりと支えることになることがわかる。したがって，SBタイプが精神的に健康な状態につながる，理想的な自尊感情のありようであると考えられる。

　それとは正反対に，sbタイプは自尊感情全体が低く，SOSE も小さく BASE も育っていない。結果的に，何事によらず常に自信をもてず，影の薄い存在感のない，非常に危うい自尊感情の状態だといえる。

　それに対して，Sbタイプは自信たっぷりな，SOSE が大きく肥大化した状態である。全体としてみれば，自尊感情は大きく自信たっぷりに見えるが，その内実はというと大半が SOSE で成り立っている。つまり，非常に不安定な流動的な自尊感情の状態なのである。

　そもそも SOSE は他者との関係性や状況に依存しているので，状態が変動すること自体は仕方のないことである。しかしながら Sbタイプで，もし SOSE が凹んだときのことを考えると，非常に心配なことになる。なぜならば，SOSE が凹んだときにその人のこころを支える BASE が十分にはぐくまれていないからである。SBタイプのように，BASE が大きく育っていれば，SOSE が凹んでも大きな心配は生じないが，いざというときの支えとなるべき BASE が育っていない Sbタイプは，致命的な状況に陥るかもしれない。

　sBタイプは，非常に安定した，のんびり屋のマイペースな人の自尊感情の状態である。SOSE は最初から膨らんでいないので，凹むことがない。一方で安定的な BASE はしっかりとはぐくまれているので，自分を無条件にありのままに受け入れているのである。

　PTG との関係性で考えると，こころに傷を負うような体験は，SOSE が凹むような体験ということができよう。その際に，自尊感情全体が大きく凹んでしまうのは Sbタイプであって，PTG に至る以前の問題として，そもそもなかなか立ち直ることができない。ところが，SBタイプや sBタイプのように，BASE がしっかりとはぐくまれていれば，SOSE が凹むような体験，つまりこころに傷がつくようなことがあっても，とことんまで凹んで打ちひしがれるよ

うなことがない。しっかりとはぐくまれた BASE が、その人のこころをギリギリのところで支えてくれるからである。

　では、BASE をはぐくむためには、何が必要でどのようなことがあればよいのであろうか。本稿は自尊感情そのものの議論を目的としていないため詳細は省くこととするが、一言でいえば「身近な信頼できる人との共有体験」が BASE をはぐくむための重要な要素となると考えている（近藤, 2010）。

　日常的に繰り返しかかわりのもてるような、しかも信頼関係が築かれているような人と、体験を共有し同時にそこでの感情を共有するような体験、それを筆者は共有体験と呼んでいる。ただ単に体験を共有するのではなく、そこでの感情の共有こそが大切である。共に時間を過ごしていく中で、楽しさや嬉しさあるいは悲しさやつらさを同じように体験し共有することで、「自分の感じ方は間違っていない」「自分は間違っていない」そして「自分はこのままでいいのだ」と自分を肯定することとなり、それが基本的自尊感情の強化になっていくのである。

2　PTGと関連の深い概念

　そもそも PTG は、人が外界とかかわる中で、こころに傷を負うような体験をしたような際に、それがきっかけとなって起こるものであろう。言い換えれば、社会的自尊感情のありようが、大きな意味をもってくるということになる。図5-1 でいえば、賞賛、圧力、挑戦などが、PTG にかかわりをもってくると考えられる。

　例えば、何らかの課題に挑戦しうまく成就すれば、自己効力感が高まりそのことが自己肯定感を生み出し、結果的に社会的自尊感情が高まる。逆に、挑戦したが首尾よくいかなかった場合には、挫折感がこころを支配し自己効力感は損なわれることになり、こころに傷を負うことになるかもしれない。

　また、日常の何気ない行為や普段の生活態度が賞賛を浴びるようなことがあれば、そのことで自分が社会的に役立つ存在であることを確認し、自己有用感や自己有能感が高まることにつながる。しかし、日常的に賞賛を浴びるような生活をしている「良い子」たちは、少しでもそれが得られない状況に陥ると

き，つまり社会的自尊感情が凹むようなときには，こころが傷つくことになる。

トラウマ体験からPTGへ至る心理的機序について考えてみると，本書でも紹介されている多くの事例などでも，数か月から数年に及ぶ長い時間をかけて，少しずつPTGの道を歩んでいることがわかる。そして，そのPTGへの道筋については，PTGのモデル図（第1章, p.11）で示されるような各段階があるということなのである。ところが，筆者としてはここで1つの疑問がわいてくる。そのような長い期間，苦しみながらもその人は生きていくわけであって，その間のその人のこころを根底で支えるものはなんなのだろうということである。

結論的に言えば，人がPTGの道を歩んでいく間その人を支えるものには，重層的に多様多岐にわたるものがあるだろうと考えられる（図5-3）。

まず考えられるのは，ソーシャルサポートである。身近な人間関係において，その人とかかわりをもつ人々と，いかに密度の濃い温かな関係を築いているかが重要であろう。今や古典ともいうべき，アメリカのカリフォルニアで行われた，生活習慣に関する9年にわたる縦断研究がある（Berkman & Breslow, 1983 森本訳 1989）。この研究は，日常の生活習慣が健康の保持増進にいかに重要であるか，ということを示したこの分野での画期的で古典的なものとして知られている。数千人の成人を対象として，日常の7つの生活習慣（喫煙，飲酒，睡眠，食事，間食，肥満，運動）を調べ，9年後の死亡率を調べている。

筆者自身も，この本の翻訳者の一人として最初にこの原書を読んだときに，その大胆な発想に驚きを禁じ得なかった。それは，あらゆる原因をひっくるめ

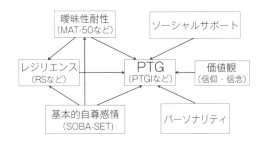

図5-3　PTGを取り巻く諸概念の関係モデル（近藤，2012）

て，とにかく9年後の生存率（死亡率）を調べるという大胆な発想に基づいた研究だったからである。この研究では，喫煙や飲酒，睡眠，肥満，運動などの健康に直結する日常の生活習慣について，それぞれが良い場合に1点，悪い場合は0点として，7点満点の健康習慣得点を算出し，高得点群，中得点群，低得点群で9年後の死亡率を比較している。

もう1つ，この研究で優れていた点は，日常のソーシャルサポートの程度によって，9年後の死亡率を調べていた点である。具体的には，婚姻状態，親しい友人・親族との付き合い，宗教活動，その他の組織活動などの質や程度を測っている。そして，ここでもそれらの得点の高い群の死亡率が低かったというのである。この研究の結果から見ても，いかに日常の健康習慣と共に，日ごろの人間関係つまりソーシャルサポートが人生において重要であるかがわかる。

次に注目すべきなのは，その人がもっている価値観（信仰・信念）などである。困難や危機といった，苦しみとの出会いによって人が成長する可能性は，古今東西の文学や哲学における1つのテーマであった。人がこうむるこうした問題は，古代から現代までの宗教的な課題の中心ともなっている。例えば，仏教の源流は，釈迦族の王子ゴータマ・ブッダが，死というものを避けられない人間の苦難である，ということに気づいたところにある。また，キリスト教はその多くの宗派において，イエスの苦難が人類を救うための重要で中心的な出来事であるとしている。さらにイスラムの伝統は，少なくともある状況下では，「天国への旅」のためのより良い準備として，苦難を見ている。同様な傾向は，ギリシャ神話にもみられる。数千年前の世界中にみられる文学作品は，実に多様な表現をとってはいるが，人が出会う苦難や喪失の体験から，その意味や変化の兆しの可能性をつかもうと試みている。人が出会うトラウマがその人を変えるという考えは，特に新しいものではないのである（Calhoun & Tedeschi, 2006）。

ここに見られるように，宗教的な信仰は困難な状況においても，人を根底から支え希望を与えるものとなるであろうし，そうした信仰をもっていない場合でも，その人なりの人生観や信念など，こころの奥底に深く根付いた思いというものは，その人の生き方を強く支配するものであろう。

例えば筆者自身は，特定の宗教や信仰をもっているわけではないが，若い日

に読んだいくつかの書物やその思想から，強く影響を受け支えられてきたように感じている。その1つに，ジャンポール・サルトルの実存主義の考え方がある。現実こそがすべてで，可能性や潜在能力などというものは存在しないという彼の主張は，困難な状況において筆者を強く勇気づけてくれた。

　この考え方は，人を一見冷たく突き放しているようにも感じられる。ただ単純に夢や希望を語っているわけではないからである。しかし一方で，あらかじめ私たちの可能性や能力が決められたものではない，とも言っている。つまり，人生というものは孤独で不安なものだが，一方でどこへどのように進むのも自由である，と主張しているのである。要するに，良くも悪くも，今の現実がすべてであって，それ以上でも以下でもないと言っているのだとも思える。今にして思うと，この考え方が基本的自尊感情（BASE）の概念に通ずるものとして，筆者の発想や研究に大きな影響を与えたように考えられる。

　この考え方によれば，一日でも一時間でも長く生き続け，やり続けていけば，その到達したところまでが，自分自身の「可能性」であり「能力」を示しているということになる。サルトルは，「本当は私には能力があったが，家庭の都合などで能力を発揮する機会を得られなかった」とか「私には可能性があったが，たまたま運命の人に巡り合わなかった」などの「言い訳」は，何の意味もないと言っており，「できたこと」「やったこと」がその人の可能性であり能力だと言い切っている。良くも悪くも，自分自身をあるがままに，ありのままに受け入れることの大切さを言っているのである。

　一例として，筆者自身の思想の背景にあるものとしてサルトルを挙げたが，例えば，何らかの強い思想・信念をもっていることで，ありのままの自分の現実を受け入れ，これ以上でもこれ以下でもない，自分のできることをコツコツとやり続けていくという，そんな生き方ができる可能性があるのではないだろうか。

3　PTGとパーソナリティ

　次に，パーソナリティの意味について考えてみたい。パーソナリティ研究の世界では，今日では統計学的な根拠に基づいた高度に発達した性格理論が主流

となっている。この特性論の考え方では，いくつかの性格の特徴を表す特性項目を決めて，それらの得点の組み合わせによって性格のプロフィールができあがる。広く知られているエゴグラムも，その一例といってよいであろう。CP（批判的な親の心），NP（養育的な親の心），A（大人の心），FC（自由な子どもの心）そしてAC（適応的な子どもの心）という五つの特性の組み合わせで，その人の性格の特徴を描き出そうという試みである。ただ，エゴグラムはご存知のように交流分析の理論に基づくもので，性格特性といっても対人関係場面における性格特性という限定がある。

　また，近年主流の1つとなっている特性論に，5因子モデル（ビッグ・ファイブ）というものがある。数千に及ぶ，膨大な数の性格特徴を表す言葉について，統計的な処理を施した結果得られたものとして五つの因子が選び出された。その，外向性，協調性，勤勉性（誠実性），情緒安定性，知的関心の開放性の五つの特性の組み合わせで，その人の性格を描写しようとするものである。

　PTGに関係するパーソナリティを，例えばよく知られたクレッチマーの類型から考えると，なかなか仮説が立ちにくいように思われる。例えば，やせ体型は分裂気質（統合失調気質）で，人付き合いが少なく寡黙，かつ慎重で繊細という特徴があるということで，どうやらソーシャルサポートも少なく孤独で孤立しがちで，困難な状況を乗り越えるのが難しそうである。かといって，肥満体型の躁うつ気質はといえば，気分が変化しやすく人付き合いがよく適応性が高いといった特徴があり，その場その場で様子が変わりやすく，これまた長い年月を不安や葛藤と闘い続けられるだろうかと心配になる。さらには，筋肉質体型の粘着気質は，粘り強くきちんとしていて義理堅いのだが，一方でものごとにこだわりが強くしつこさがあり，過去に経験したことにこだわって，いつまでもそこから脱却できにくいのではないかとも考えられる。

　今挙げた各気質の特徴は，いずれも否定的な面だけを強調しているので，三つのどの類型であっても，PTGにはつながりにくいように思えてくる。逆に，各気質の肯定的な面を強調すれば，いずれの型であってもPTGを起こしやすそうに思えてくる。こうした類型論的な見方に比べると，特性論的なパーソナリティ理解の方が，PTGに見通しや仮説が立ちやすいように思われる。先のビッグ・ファイブ理論でいえば，外向性の高い人は，活動性があり刺激希求性

があるので，新たな場面への適応がしやすく過去の経験からの脱却がより容易なのではないか，という仮説が立てられる。また，開放性が高い人は，新たな考え方や価値を見いだしやすく，未来志向的な生き方に親和性があるのではないかというように考えることもできる。

エゴグラムでいえば，物事を客観的に評価して冷静に判断できるAの高いタイプは，過酷な体験をしたあとの自らの置かれた現状を受け止めて，混乱を収拾していく能力が高いのではないかと考えることもできる。同じように，ACが高いタイプは，周りの環境に対して自分を合わせて適応的に行動しようとする傾向があるので，そうした行動傾向が困難な状況において，うまく機能する可能性があるように思われる。

パーソナリティがPTGとどういった関係をもつのか，とりわけ因果関係があり得るのかを具体的に明らかにしていくことは，今後の課題として極めて重要な研究領域になると思われる。例えばビッグ・ファイブの尺度を用いて，そこで明らかとなる性格特性とPTGI（Posttraumatic Growth Inventory）との関係を分析するなどの方法が考えられる。その結果，ある性格特性をもつ人はPTGを起こしやすいとか，逆に起こしにくいということが明らかになれば，トラウマティックな体験後の，その人にふさわしい対応を考えることが，可能になるのではないかと思われるのである。

4　自尊感情とPTG

パーソナリティと同様に，図5-3に示されている諸概念として，曖昧性耐性の尺度得点やレジリエンスおよび基本的自尊感情の尺度得点とPTGI得点の関連を見ていくことで，新たな視点が得られると考えられる。曖昧性耐性とレジリエンスについては，紙幅の都合上議論を省くこととし，本稿では基本的自尊感情つまりBASEとPTGの関係について触れることにしたい。

筆者は自ら開発したSOBA-SET（近藤，2010）を用いて，自尊感情の2側面SOSEおよびBASEと，PTGIとの関係性を調べてみた（近藤，2012）。以下に，その調査の概要を示して，心理尺度を用いた研究の可能性を考えてみたい。

この調査は，首都圏の大学生300名を対象としたものである。集合調査法で，

これまでの人生で遭遇した「困難な出来事」をたずねたうえで，PTGI得点とSOBA-SET得点の関係を調べた。

　困難な出来事では，友人や周囲の人との問題（22.0％），重要な他者の死（17.9％），自分の能力（仕事や勉強など）の問題（17.2％）などが多くを占め他には，家族関係，病気や障害，恋愛問題などが続き，何らかの困難な出来事を経験しているものが98.5％と大多数を占めた。

　SOBA-SETとPTGIの測定結果からは，それぞれの理論に沿った因子構造が得られ妥当な結果だと判断された。また，男女の有意な差はなく，男女合わせて300名のデータをまとめて分析対象とした。

　結果の分析には，自尊感情についてはSOSE得点とBASE得点（それぞれ6項目4件法，6～24点）を用い，PTGについてはPTGI得点（21項目6件法，0～105点）を用いた。いずれの尺度も，得点が高いほど自尊感情が高いあるいはPTGをより強く感じている，という解釈ができることになる。

　分析方法は，強制投入法による重回帰分析を用いた。この統計手法は，わかりやすく言えば，複数の因子を原因と考え，それらから1つの結果に一定の影響があると想定したうえで，それらの関係性の強さを見るために用いられる。ここでは，SOSEとBASEという二つの要因が，PTGという1つの結果にどのくらい強く影響を与えているかを調べたことになる。

　結果的には，BASEがPTGに影響を及ぼしている（$p<.001$）のに対して，SOSEは関連が見られなかった。この結果は，筆者が想定したとおりのことであった。SOSEは状況に依存したもので，流動的で変動しやすく不安定である。それに比して，BASEは状況や外的な刺激などとは無関係に，自分をありのままに受け入れる安定的な感情であるとされている。そのことから，困難な出来事と遭遇したとしても，BASEがしっかりとはぐくまれていれば（言い換えればBASE得点が高ければ），PTGに強い関係をもつ（つまりPTG得点も高い）ということになる。このように，この調査の結果からは，BASEがPTGと関係が深いということが示された。

　ただ，この調査にはさまざまな課題が残されている。まず，困難な出来事との遭遇の時期の問題である。大学生はすでに20年前後の生活を送っており，そのすべての段階での困難な出来事との遭遇を想定してたずねているので，記

憶の濃淡や調査時点との時間差に相当なばらつきがあったと思われ，それらを一括して分析している点を考慮する必要がある。また，困難な出来事そのものにも，質的な違いの大きいものが一括して含まれている。これらを分けて考える必要があるのではないかと考えられる。ストレス研究でよく知られているホームズら（Holmes & Rahe, 1967）のライフイベントのストレス度からも，身近な死別体験と学校などでの人間関係の問題などでは相当な違いがあるので，これらは分けて考えるべきであろう。また，因果関係を明らかにするためには，本来追跡調査を行って，時系列的に原因と結果の時間差を見るなどをしていく必要があるが，今回は統計的な手法で検討しているだけである。さらには，調査対象が一大学の学生に限られているし，対象数もさまざまな分析を行うためには少なすぎるなどの課題も残されている。

しかし，上で示したPTGを取り巻くさまざまな要因との関連性を，尺度を用いて数量的に検討していくことの可能性を示した点で，この調査の意義は一定程度認められるのではないかと考えている。

5 まとめ

本書の中でも，他の執筆者らによって繰り返し述べられていることかもしれないが，筆者としてもPTGについて，二つのことを確認しておきたいと考えている。

まず1つ目は，PTGが必ず生じるとか，生じることが当然だとか，さらには生じないのはおかしい，といったような言説があるとしたら，それは根本的に間違っているということである。そうした言説は，いたずらに傷を負った人をさらに追い込むことになり，傷口に塩を塗り込むような残酷な仕打ちと言わざるを得ない。

傷は人それぞれに異なっており，同じような出来事でも傷のつき方は個人個人異なっている。それを一律に論じることができないとともに，もし仮に同じ程度の傷だと仮定しても，その傷からどう回復しどう生きていくことができるかは，一人ひとり異なっているのである。繰り返しになるが，成長しなければならないとか，成長しないのはおかしいなどという残酷な発想は決してしては

ならないと思う。

　もう一点は，そもそもPTGが想定しているような"成長"という概念が，何を指しているかということである。それがもし，傷を負いながらも何度も立ち上がり，以前にもまして強くたくましくより高いところに達していくような，アメリカ映画のヒーローのようなイメージを指しているとしたら，筆者はそれに若干の違和感をいだくのである。

　カーペットの毛足が，ふまれても元に戻るような現象が，レジリエンスという言葉のもともとの意味であろう。しかし人間には，そうした無機質な物質と同様なレジリエンスはありえない。人間にレジリエンスを適用したときから，それは異なった意味合いをもつようになったはずである。

　人間は心身ともに成長する。別の言い方をすれば，時間は必ず経過しその経過とともに，人は必ず"変化"している。さらに言い換えれば，時間の経過とともに，人は必ず"前進"している。筆者は，これは立派な成長なのだと考えている。つまり，華々しく誰が見ても明らかな高みに達する"成長"ではなくても，人は必ず時間の流れとともに前に進んでいるのである。

　稲穂や竹が風に吹かれてしなっても，また元に戻る。これはカーペットの毛足が元へ戻るのとは，根本的に異なっているのである。時間の経過がある以上，稲も竹も必ず"変化"し"成長"しているのである。こうした"成長"を含めて，私たちにとってのPTGを考えたいし，それを理論化し測定することができるようにすること，それが私たちの今後の課題なのではないだろうか。

文献

Berkman, L. F & Breslow, L. (1983). *Health and Ways of Living : The Alameda County Study.* New York: Oxford University Press, Inc.
　（森本兼曩（訳）(1989). 生活習慣と健康——ライフスタイルの科学　HBJ出版局）
Calhoun, L.G., & Tedeschi, R. G. (2006). *Handbook of posttraumatic growth: Research and practice.* Mahwah, NJ : Lawrence Erlbaum Associates.
　（カルホーンL. G., テデスキR. G. 宅香菜子・清水　研（監訳）(2014). 心的外傷後成長ハンドブック——耐え難い体験が人の心にもたらすもの　医学書院）
Holmes, T. H. & Rahe, R. H. (1967). The Social readjustment Rating Scale. *Journal of Psychosomatic Reseach,* **11**, 213-218.

James, W. (1890). *The principles of psychology*. New York, Holf : Dover Publication, Inc.
近藤　卓（2002）．いのちを学ぶ・いのちを教える　大修館書店
近藤　卓（編）（2003）．いのちの教育――はじめる・深める授業の手引き　実業之日本社
近藤　卓（2010）．自尊感情と共有体験の心理学――理論・測定・実践　金子書房
近藤　卓（2012）．自尊感情とPTG――SOBA-SETとPTGIによる調査から　近藤卓（編）PTG心的外傷後成長――トラウマを超えて　金子書房

第Ⅱ部 近接概念の研究から見るPTG

第6章 アスリートにみられる危機的事象からの成長

中込四郎

1 はじめに

　アスリートの心理サポート（特に，心理療法）のなかでは，「現実適応」（競技成績の向上）と「個性化」（ここでは，人間的成長あるいはパーソナリティ発達ととらえておく）の2つの心理的課題が重要なテーマとなってくる。何らかの主訴に基づき来談してくるアスリートの多くからは，現実適応への極端な偏りが認められ，後者の個性化の課題への取り組みが積み残されている状況が認められる。そしてその課題は，パフォーマンスでの問題解決の糸口の1つともなっている。これら両課題は二律背反の関係にあるとも考えられがちではあるが，一部のアスリートの成長過程からは，共同歩調あるいは相補的な関係をそこに認めることができる。

　本章では筆者が20年以上前に行ったスポーツ経験とパーソナリティ形成のテーマとして括れる博士論文（中込，1993）における研究の一部の紹介をとっかかりとした。そしてその後のアスリートとの心理臨床経験に基づく知見を加え，表題のテーマについて述べていく。博士論文ではスポーツ経験の中でも，アスリートがスポーツ場面で経験する「危機」（crisis）ならびにその解決に向けた対処行動（危機様態：crisis mode）と，パーソナリティ発達の側面をアイ

デンティティ形成に絞り込み，両者の関係について検討した。

2　アスリートの危機様態とアイデンティティ形成

(1) アスリートが遭遇する危機

　日常生活で経験する多くの心理的危機は，その背景に「何らかの内的変化を迫られている」（今のままでは先に進めない）事態との見方ができるのではないかと考えている。書名を忘れてしまい申し訳ないが，大学生を中心とした青年期臨床にかかわっているあるカウンセラーの方の本の中で，心理的問題・課題を抱えながらも相談へのモチベーションの低いクライエントに対して，相談における「4C」を用いて相談する意味を説明することがあると述べられていた。つまり，クライエントの来談行動の背景には，言うまでもなく解決せねばならない悩みがあり，それは心理的危機（Crisis）にあると言い換えられる。そして悩みの多くは何らかの変化を迫られている状況（Change）の中，相談が変化への好機（Chance）となり，それに挑戦（Challenge）することが今必要とされているのではないかということである。先述したカウンセラーは，クライエントに対して，時にこのように説明し継続来談を促すようである。

　したがって，危機への対処は人生の歩みのなかでの転換点（ターニングポイント）となりうる。もちろん，対処の仕方によっては，それが発達的好機（チャンス）とならず危険（後退）ともなることを承知しておかねばならない。そしてそれはアスリートが競技場面で遭遇する危機においても同様である。

　アスリートが長い競技生活のなかでどのような危機事象に遭遇するのか，筆者は18名のアスリートの面接調査において次のような危機的場面を抽出した（中込，1993）。

　それらを発達年代に沿って挙げると，「初期・同一種目継続」「対指導者関係」「勉強とスポーツの両立」「中・高校期ケガ，スランプ」「志望大学の選択，高校卒業後の進路決定」「入学・就職後の環境変化」「（学生アスリートの場合）在学中の専攻決定」「将来の進路，就職」「現役引退」などであった。同種の危機事象が一部で繰り返されているのは，同じ危機であっても発達年代によって

は，発達刺激としての差異が予想されると考えたからである。

　また，これらの危機的場面に対して，危機を意識した程度や危機の解決・克服への対処の仕方には個人差が認められ，さらにその個人差に注目していくと，同一個人のなかではさまざまな危機を経験するが，それへのかかわり方（対処の仕方）には共通性がうかがわれた。つまり，以前経験した危機で積極的な対処行動を起こした者は，その後の危機においても同種の対処行動をとる傾向が高いようである。なかには，以前の危機事象が未解決のまま積み残され，その後も同種の危機内容を繰り返す者もいる。さらに，危機事象が異なっていても，対処行動はいくつかのパターンに集約できそうなこともわかった。

(2) 危機様態のパターン

　危機への遭遇そしてその解決・克服に向けた対処行動までの過程を危機様態（crisis mode）と呼び，その分析の視点として「相互性」（mutuality）の特徴を手掛かりとした。そこでは相互性の高い危機様態を「危機解決の過程で，危機事象（対象）との積極的相互交渉が認められたり，危機を契機として，発達主体者が洞察を深めるような局面が生ずる」状態と定義した。これに基づき，危機様態にかかわる半構造化面接より得られた資料を分析し，①積極的模索型（相互的），②消極的模索型（短縮的），③危機回避型（防衛的），④未決・継続型（遷延的），⑤平穏型の5つの危機様態パターンを導いた。なおカッコ内に記した名称は，相互性の視点からの言い換えを示している。得られた面接資料に対する分析の具体的な観点としては，危機意識の程度，対処行動の程度，対処行動の質，解決の受け止め方，そして危機後の変化等を手掛かりとした。

(3) スポーツ場面での危機様態のパターンとアイデンティティ形成課題における対処行動パターンの類似性

　1970年代から80年代にかけて，エリクソンのアイデンティティ論に関する心理学領域からの操作的研究では，マーシャ（Marcia, 1966）による同一性地位面接法が多く採用されていた。彼は半構造化された面接より，同一性達成の契機となる領域（宗教，政治，職業）での選択決定の過程における過去の危機（crisis）と現時点での自己投入（commitment）の有無により，4つの同

一性地位を導いた。それは，①同一性達成，②モラトリアム，③早期完了，④同一性拡散，であった。筆者は，このマーシャ法に従って，面接内容を職業領域に限定したアスリートの同一性地位を求めた。さらに，同一対象者（50名）らのスポーツ場面での危機様態パターンを判定するための面接を施した。その結果，スポーツ場面での危機様態パターンが積極的模索型の者は，同一性地位における同一性達成，消極的模索型は早期完了，危機回避型は同一性拡散，そして未決・継続型はモラトリアムが多く分布した（χ^2=42.75, df=12, p<.001）。これらのことから，危機様態パターンと同一性地位との関連性あるいは重なりが認められると結論した。

　さらに，中込（1993）はこうした両者の関連性について，質問紙調査や相談事例においても確かめを行い，「スポーツ場面での危機様態の相互性が，アスリートの人格発達に関連し，また，スポーツ場面での危機様態の様式が，青年期の発達課題である同一性形成の取り組みや解決においても同様の対処様式として繰り返されることが多い」と結論した。

　アスリートの相談事例からは，さらに次のような主張も加えられる。概してクライエントは，来談のきっかけとなった主訴（危機）に対して，それまでに経験した危機的場面では相互性の低い危機様態を繰り返してきた傾向が認められ，現時点でも適応的な対処行動を起こせないでいた。しかしながら，クライエントは主訴の解決へ向けた相談の中で，それまでに経験したことのなかったような高い相互性をもってカウンセラーと歩むことになり，そのことがクライエントにとっては，新たな対処様式を身につける過程となっていくようである。

　その他に，この一連の研究のなかでは，操作的に危機様態における相互性の程度について，crisis（危機），exploration（探求・努力），commitment（自己投入）の3側面から3件法でその程度を振り返らせる質問紙（危機様態尺度）を作成，実施した。そして得点の総和から高相互性群（8名），低相互性群（8名）を抽出し，両群の者にロールシャッハテストを行った。ロールシャッハテストより得られたプロトコル（反応内容）より，対象表象の発達水準ならびに自我の強さについて両群間での比較検討がなされ，相互性の高い危機様態を経験してきた群の方が心理社会的成熟度の高いことが明らかとなった。

　このように，危機様態での相互性の高い経験と人格発達との関連が認められ

たものの，アスリートが経験する危機様態は，概して相互性が展開しにくい領域でもあった。つまり，競技にかかわる危機（例えば，スランプ，怪我）の解決への道筋は，個々が固定的なものとして受け止めることが多いようであった。例えば，スランプを脱出するために，「何も考えずに頑張った」「練習をたくさんやった」「時期が過ぎて結果が出れば悩みとはならない」等，それらは先に定義した危機様態での相互性が概して低く，対処の過程で自己を振り返り，新たな試みを工夫するなどの機会があまり認められない。そこでは解決への猶予期間が多く与えられず，そしてさまざまな可能性を模索するといったような許容度の低さを原因の1つとして考えた。

3　アスリートが相談室を訪れるとき

アスリートが競技場面で遭遇する危機は，さらなる個性化（人間的成長）と同時に現実適応（競技成績の向上）のチャンスでもあるとの思いは，その後の筆者の臨床場面でも引き継がれていった。それと前後するように，クライエントの抱える問題に対して，因果的な見方ではなく共時的，そしてそのもつ意味を大切に扱う心理療法理論・立場に強く惹きつけられながら，臨床家としてのトレーニング（教育分析）を継続していくようになった。

(1) アスリートの心理サポート

競技スポーツの高度化に伴って，競技行動の心理面への関心が高まる中，アスリートが以前よりも心理的問題や課題を多く訴えるようになった。そしてこのことは，アスリートの心理サポートに対して従来のスポーツ心理学の研究成果を超えた幅広い実践が求められていることを意味し，新たに「臨床スポーツ心理学」の構築そして展開へとつながっていった（中込，2013）。

アスリートの心理サポートとしては，心理スキルの指導（メンタルトレーニング），心理的問題の解決，競技生活の支援，競技現場での助言，等が含まれる。それらのサポートでのアプローチの方法として，アスリートの立場からは明確な区別がなされるわけではないが，一般的には競技力向上や実力発揮を目的とした心理スキルの指導を行うメンタルトレーニングあるいは心理スキルトレー

ニングと，競技生活でアスリートが抱えた心理的問題の解決に資するとされるスポーツカウンセリングに大別されることが多い。

本項では，後者のスポーツカウンセリングを中心に述べていく。言うまでもなく，彼らの来談の主訴は，競技場面と関連の深い競技成績の停滞（スランプ），競技意欲の低下，所属運動部での不適応，バーンアウト，競技継続の迷い，（心因性）動作失調，他である。また，アスリートの相談の特徴として，相談のなかではパフォーマンス，動き，身体的不調，他の身体にかかわる語りが多く，それらの話題を共有していくことが多い。

とは言え，心理相談であることから，外科的な治療がなされるわけではなく，また技術，体力トレーニング面でのコーチング（指導）をする場ともならない。鈴木（2015）はカナー（Kanner, 1935　黒丸他訳　1974）の症状論（症状のもつ5つの意味：入場券，信号，安全弁，問題解決の手段，厄介物）を下敷きに，「アスリートの競技上の不調，出来の悪さ，動きのぎこちなさ，スランプ，怪我や痛みなどはこころの中で生じている内的ドラマへ入るための"入場券"のようなものであり，ここに問題があると知らせる"信号"である。」と説明している。来談時のアスリートの内的体験を理解するうえでは，彼らが語る身体の話題を手掛かりにしていくことは有効であり，またそれがスポーツカウンセリングの特徴の1つとなっている。

(2) 来談への抵抗

学生アスリートが所属大学に常設されている学生相談室に自発来談する割合は，他の学部学生と比較して低い。筆者は10数年ほど前まで，勤務大学の保健管理センター内の学生相談室のカウンセラーを兼務していた。相談室から年度末に出される各種統計値は，毎年，体育学部学生の利用率の低いことを特徴としていた。その背景に，運動部所属学生は他の学生よりも精神健康度が高く，運動部に所属していることによってサポート関係が築きやすいことが考えられる。また特に，体育を専攻した学生においては競技活動を継続していることで，高校から大学進学に伴う環境移行によって生ずる生活空間の変化を経験する程度が他よりも低く，それによってそれまでのアイデンティティの手掛かりを大きく切り替えずにすみ，青年期的な悩みを抱えることが少なくなるのではない

かとの見方もできる。しかしながら，学生アスリートは他の学生では経験しえない競技生活での危機的場面に遭遇する機会が多く，したがって，上述した理由のみで来談率の低さを説明するには無理がある。

　この利用率の低さに対しては，一部で早くから自覚されていたようである。この，いわばアスリートの来談行動への抵抗とも言い換えられる背景因についていくつかの調査報告がある。古くはシーゲルら（Segal, Weiss, & Sokol, 1965）が，「アスリートやサークル所属学生は，所属集団により対人的受容が補償され，あえて自分の環境への適応力を問うことが少なく，また疑問や不安を経験することが少ないからである」と，来談率の低さの理由を挙げている。また，ピアース（Pierce, 1969）の研究では，アスリート固有のカウンセリングに対する認知の特徴が明らかにされている。そこでは学生アスリートが一般学生と比較して，カウンセラーの役割を消極的にとらえたり，そして情緒的問題は治癒しにくいと受け止める傾向の高いことが明らかにされている。さらに，アスリートのクライエントと非クライエントの比較によって，来談行動を促すいくつかのパーソナリティ特徴を検討している。その結果，来談したアスリートは社会的承認への欲求が低い（援助行動の促進要因），自己理解への欲求が高い（相談への動機づけ要因），自律や変容への欲求が高い（問題を自覚する背景要因）などの相対的特徴を示した。

　また，堀・佐々木（2005）は体育学部学生の保健管理センター精神科受診率や平均受診回数が他学部学生と比較して低いことを報告しており，その理由として，①情緒的な問題を抱えていることを「自分が弱いため」と考え，否認しやすい，②アスリート特有の性格傾向や対処行動，③アスリートは一般人より精神的にタフで健康的であると信じられているため，周囲の人間が明らかに障害を呈しているアスリートの情緒的問題を否認してしまう，④彼らがチームに所属していることから，チームメイトやコーチなどの内輪の人々により強力にサポートされているからである，と説明している。

　紹介した上述の研究は，いずれも精神科領域の専門家の立場から行われた調査であり，大学内の学生相談室や精神科が相談の受け皿となっているが，アスリートの心理サポートを専門とするスポーツカウンセラーや専用のサポート機関の存在を前提とした新たな調査では異なる結果が得られるのかもしれない。

(3) スポーツカウンセリングにおけるスポーツ障害の見方

アスリートにとって相談室の敷居は高いようである。そのような状況にあってもアスリートが自発来談するには，それ相応の理由がそこにあると受け止めねばならない。さまざまな主訴でアスリートは相談室を訪れるが，その後継続される相談のなかで当初の訴えが中心的な課題や問題となるとは限らない。先述したカナーの症状論において言及されているように，主訴はあくまでも相談への「入場券」として受け止めておくことが大切である。

中込（2015）は来談の契機の特徴を次の4つの観点から説明している。それは，a. メンタルトレーニングへの関心，b. 競技上の問題の結果あるいは原因としての来談，c. 競技環境や競技水準の変化に伴う不適応や成績不振，d. 推進力（競技動機）の切り換えである。個々の説明は拙著を参照していただきたい。そこに共通するのは，表面的な訴えだけでなくその背景にも注意を払うことによって，来談の内的必然性への理解が深まり，その後の相談において取り組むべき心理的課題の明確化につながっていくことである。

図6-1 は，アスリートの「心理相談におけるスポーツ障害の見方」（中込，

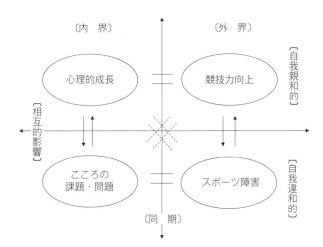

図6-1　心理相談におけるスポーツ障害の見方（中込，2004）

2004)として提示したものである。図のなかで「傷害」という言葉を用いずに、「障害」を採用したのは、怪我を含む競技場面でのアスリートの滞り全般を意味させたからである。

　図の縦軸によって、外界（見える世界）と内界（見えない世界）を、そして横軸によって、自我親和的（当該の事象が意識レベルで受け入れられるもの）と自我違和的（受け入れ難いもの）に、便宜的に分けている。それはこころや身体のことを単純化して平面的に表したものであり、同一の事象を異なる水準（層）からながめると（無意識の考え方を導入すると），球面体のイメージが生じ，両者はつながり，逆の見方も可能となることも認識しておかねばならない。こうした限界をふまえながら，それぞれの関係性について説明していく。

　まず，上下の双方向の矢印は，スポーツ障害やこころの課題・問題の克服によってそれぞれ発達的変化を引き起こすと考えていることを意味する。やや了解しがたいかもしれないが，その逆は，競技力向上や心理的成長をとげる過程で，スポーツ障害やこころの課題・問題が生ずることがあることを示している。このような見方が生じてくるのは，継続された相談を通して，適応的な変化を遂げたクライエントの来談当初の主訴を振り返り，その意味を強く実感するときがあるからである。もちろん，競技力向上や心理的成長のために，意図的にスポーツ障害や心理的問題を引き起こす必要があると主張しているのではない。

　さらに，実線で示した左右方向の二重線は，両者の歩みが同期して生ずることを意味している。アスリートの相談では，下方の内界と外界の共時的見方が必要となるときが多い。つまり，スポーツ障害の背景にこころの課題・問題が見え隠れしたり，また，こころの課題・問題をスポーツ障害といった見えるところで訴えていることがあるのである。そしてそのことは上方の心理的成長と競技力向上においても同期するのである。こうしたつながりからさらに，破線で示したタスキがけのような関係性も考慮され，相談にいかされていく。したがって，こころの課題・問題に取り組むことによって競技力向上を果たし，また，アスリートの場合，スポーツ障害の克服が心理的成長にもつながっていくのである。

　上述してきたような関係性を了解していくためには，アスリートの訴えを，a. 生育歴ならびに競技歴をふまえながら聴く，b. イメージないしは象徴レベ

ルで聴く，c. 主訴の背景にある内的（心理的）課題との関連から聴く，d. 個にとっての意味として聴く，等が必要となる（Nakagomi, 2013）。そしてまた，カウンセラーの側に求められるのは，その見方に固執しないことである。相談はあくまでもクライエントのペースを大切にしていかねばならない。

4　アスリートのコツ獲得事象の発達的意味

　アスリートが長い競技経験のなかで経験するコツ獲得の過程を詳細に振り返ると，獲得前の状況にもまた危機的要素が認められ，コツ獲得までの一連のプロセスはパフォーマンスの飛躍的な向上だけでなく，人間的成長にもかかわっていくのが認められる。

(1) 事例

　本題に沿ってコツ獲得のもつ意味について述べる前に，1つの事例の概要を紹介する。それは，元プロ野球投手として活躍し，その後，プロ野球チームのコーチとなっていったAの面接調査の資料の一部である（Nakagomi & Asano, 2015）。

　Aが言及したコツの獲得事象は，これまでの長い野球経験の中でも比較的キャリアの後半期のものであった。彼は日ごろから「ダイナミックなフォームはいらなくて，本当にひょいって投げてすごいっていうのをめざしていた」と，投球時におけるタイミングとバランスを重要視し，ボールをリリースするときに最大の力が伝わるピッチングフォームの実現を，自身にとってのコツ獲得と同定した。このようなコツ獲得を目指した背景として，肘の故障によるそれまでの「力で押し切るピッチング」からの切り換えを余儀なくされたこと，そして彼の中で理想とする投球フォームを行っていた所属チームの一人の投手の存在があった。

　Aはコツ獲得を目指して，参考となる身近な投手のフォームを徹底的に分析したり，「キャッチボールの時に繰り返し繰り返しいろんな動きをやってみて，そのボールがどうであったか相手にもその都度確認してもらった」ようであった。すでにAの中では，目指す投球のイメージがあり，「それを実現したくて，

ずっと試していたんですよ」と，そしてさらに「そのような投球は高校の時から思っていたんですよ」と語っていた。A は，「なんか自分で考えないと，コツってつかめない。ボーッとしていても突然やって来る訳ではないし，いろんなことを考えながらしっかり練習したら，ある日突然やって来るみたいな，そんな感じがする」と，自身の経験に基づき，コツを獲得するための取り組みについて説明していた。

コツ獲得，そしてそれが定着するまでの過程で A は「こうやって投げたら良い球がいくっていうのが何となくわかっていても，それがまた出るかなあって不安があった。コツをつかんだなって思った後は，そういうことを気にしないで投げられるようになった」と，打者に対して精神的に優位にマウンドに立てるようになっていった。

A のそうした経験は，現役引退後のコーチになってからも，「特にピッチャーっていうのは本当に感覚の部分が多いので，毎日毎日なんか感じながら練習をしないと絶対コツってつかめないと思うので，指導の中で選手にその辺りのことを言ってきている」と，自身のコツ獲得経験を指導場面でもいかしていた。さらに，「(プロの選手は) メディアに対して自分のプレーについてちゃんと答えられるまでが仕事。日本の選手は悪い時は"ノーコメント"と言って逃げるようにいなくなることがある。試合が終わってすぐ反省しないと喋れない。そういうのもすごいパフォーマンスに影響すると思っている」とも語った。

(2) アスリートのコツ獲得

アスリートは長い競技ヒストリーのなかで，自身の専門種目のパフォーマンス向上につながるコツ獲得経験を多くがもっている。中込・小谷 (Nakagomi & Kotani, 2009) はアスリートのコツを「アスリートがある動きをうまく遂行することができるようになるとき，自身の感覚や意識といった主観的なレベルにおいて得られる，その動き方の要 (核) となるもの」と定義している。そうしたコツを体得し，実際の動きにおいても遂行できるようになると，コツが獲得されたことになる。

体育・スポーツ学領域におけるコツの研究は，バイオメカニクスや運動学が中心的役割をなしている。運動学を専門とする金子 (2002) は，子どもが多様

な運動形態を身につけていく過程における「運動感覚的な図式発生という営みが，人間の人格形成に不可欠な本源的な世界体験を提供している」と主張している。つまり，コツの獲得は，単に動作レベルでの外的変化をもたらすだけでなく，心理面での内的変化を生み出すと考えられる。したがって，アスリートにおいても，コツ獲得によるパフォーマンス向上と同期して，広義のパーソナリティ側面での変化が認められるのではないかと考えられる。

　また，一般的に，コツ獲得はある日突然に，偶然訪れたかのような受け止められ方をするが，そこには，外的そして内的な必然性を読み取れることがしばしばある。上述したAの事例は，ボールをリリースするときに最大の力が伝わるピッチングフォームをコツと同定しているが，その取り組みとなった契機の1つは，肘の故障によってそれまでの「力で押し切るピッチング」からの切り換えを迫られていた（危機であったとも言える）と語っている。肘の故障はそれまでのピッチングフォームを維持するのを困難とさせると同時に，自身が目指していたフォームの実現への取り組みをもたらしたという点では，その後の現役継続にとって大きな意味を認めることができる。そしてさらに，コツ獲得経験は，ピッチングコーチに立場を変えたあとのあり方にもつながっていったようである。

(3) コツ獲得のプロセスモデル

　阿江を代表とする「ジュニア期の効果的指導法の確立に関する基礎的研究」（2001～2004）では，コツをテーマとして，53名のオリンピックや世界選手権の代表経験をもつ元アスリートの面接調査が行われた。筆者もその研究プロジェクトのメンバーの一人として，数名のアスリートからコツ獲得にかかわる話をうかがうことができた。体系的な分析を施してはいなかったが，その時点ですでに，先述したようなコツ獲得過程でのアスリート個々の内的必然性やその後の内的変化を作業仮説としてもつようになっていた。

　そこで浅野・中込（2014）は，報告書に掲載された53名の日本代表クラスの元アスリートの面接資料に対して，木下（2003）によるM-GTAを分析手法として適用し，時系列に沿ってコツ獲得プロセスでの関連の深い要因の抽出を行った。そして，さらに抽出された要因間のつながりをより明確にするために，

新たに3名のアスリートの面接調査を加えた。その結果，図6-2 に示すようなプロセスモデルを最終的に求めた。

図では，外的な変容と内的な変容に分け時系列に沿って記し，それぞれの要因間のつながりを矢印で表した。

コツ獲得を志向するまでの段階では，「変化への希求」が背景にあり，それが「コツ獲得に向かう契機」の気づきを高め，新たな動きや技術獲得に向けて歩み出すといった流れが認められた。先ほどの事例Aにおいても，「なんか自分で考えないと，コツってつかめない。ボーッとしていても突然やって来る訳ではないし，いろんなことを考えながらしっかり練習したら，ある日突然やって来るみたいな，そんな感じがする」と，そこにはコツ獲得への強い情念めいたものがあり，その後新たな動きを獲得せざるを得ないような出来事を経験するといった必然性が存在していたように思われる。

コツ獲得に向けた取り組みの段階では，試行錯誤や工夫した練習などの「コ

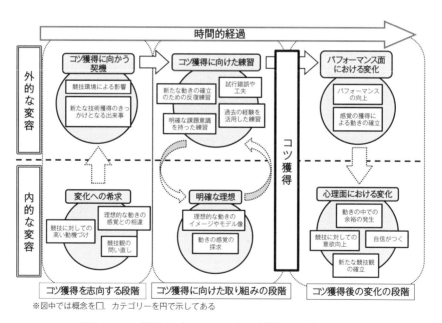

図6-2　コツ獲得のプロセスモデル（浅野・中込，2014）

ツ獲得に向けた練習」を行うなかで,自分の理想とする動きや動きの感覚といった「明確な理想」とすり合わせを行いながら,日々の練習を積み重ねていった様子がうかがわれた。再びAを例にとると,彼はコツ獲得を目指して,参考となる身近な投手のフォームを徹底的に分析したり,「キャッチボールの時に繰り返し繰り返しいろんな動きをやってみて,そのボールがどうなったか相手にもその都度確認してもらった」ようであった。

また,コツを獲得したあとの「パフォーマンス面における変化」は,アスリートの内面にも大きな影響を与え,コツ獲得によるパフォーマンスの向上は「心理面における変化」へとつながると考えた。そして,他の調査事例の分析も加え,心理面の変化としては,「主体性の涵養」「競技の世界における自己実現」「コツ獲得後の取り組みにつながるベースの形成」といった特徴を認めた。3つ目に挙げた「ベースの形成」とは,コツ獲得経験が彼らのその後の支えとなり,またその後の競技にかかわる取り組みのなかでもいかされているといった側面をとらえたものである。事例Aでは,現役時のコツ獲得経験がピッチングコーチになってからもいかされていた。またそれは同一競技の指導者としてだけでなく,活躍の場が異なっていてもコツ獲得時の経験とのつながりや重なりを認めることができるのではないかと考えている。

5 おわりに

これまで述べてきたスポーツ場面で体験するアスリートの危機的事象後のパーソナリティ発達と本書の中心的な主題である「心的外傷後成長」(PTG)とはやや趣を異にする内容にみえるかもしれないが,消極的あるいは否定的にとられがちな体験が発達的チャンスともなり得るという点では同一線上にあると考える。危機そのものに発達的チャンスが内包されているとはいえ,そのチャンスをいかすためには相互性の高い危機様態を歩まねばならない。また過去の外傷体験をその後の成長につなげていくためには,振り返り(想起,語り直し)を通して体験の新しい意味を見いだし,そして自身のなかでの新たな物語の生成へとつなげていく作業が必要となる。

文献

阿江通良（代表）（2001～2004）．ジュニア期の効果的指導法の確立に関する基礎的研究――第1報～第4報――　日本体育協会スポーツ医・科学研究報告

浅野友之・中込四郎（2014）．アスリートのコツ獲得におけるプロセスモデルの作成．スポーツ心理学研究, 41(1), 35-50.

金子明友（2002）．わざの伝承　明和出版　pp.220-264.

堀　正士・佐々木惠美（2005）．大学生スポーツ競技者における精神障害．スポーツ精神医学, 2, 41-48.

Kanner, L. (1935). *Child psychiatry.* Thomas, Springfield, USA.（カナーL. 黒丸正四郎・牧田清志（訳）（1974）．児童精神医学（第2版）　医学書院）

木下康仁（2003）．グランデッド・セオリー・アプローチの実践――質的研究への誘い　弘文堂

Marcia, J. E. (1966). Development and validation of ego identity status. *Journal of Personality and Social Psychology*, **3**, 551-558.

中込四郎（1993）．危機と人格形成――スポーツ競技者の同一性形成　道和書院

Nakagomi, S. & Kotani, K. (2009). Psychological meaning of athlete's experience acquiring Kotsu (knack or secret) in their individualion process. ISSP 12th World Congress.

中込四郎（2013）．臨床スポーツ心理学　道和書院

中込四郎（2004）．アスリートの心理臨床――スポーツカウンセリング　道和書院

Nakagomi, S. (2013). How to listen to athletes' narratives about "performance" in psychotherapy. ISSP 13th World Congress.

Nakagomi, S., & Asano, T. (2015). A reconsideration of the process of Kotsu acquisition in athletes based on 'Zen Buddhism's' Ten Oxherding Pictures. FEPSAC 14th European congress.

中込四郎（2015）．アスリートがカウンセリングルームを訪れるとき　中込四郎・鈴木　壯（編著）スポーツカウンセリングの現場から　道和書院　pp. 17-32.

Pierce, R. (1969). Athletes in psychotherapy: How many?, how come? *Journal on American College Health*, **37**, 218-226.

Segal, B.E., Weisse, R. J., & Sokol, R. (1965). Emotional adjustment, social organization and psychiatric treatment rates. *American Sociological Review*, **30**, 548-556.

鈴木　壯（2015）．アスリートの語る「身体」とこころ　中込四郎・鈴木　壯（編著）スポーツカウンセリングの現場から　道和書院　pp.89-103.

・・コラム・・

大きなストレスを経験している人にこそスポーツを　　荒井弘和

「スポーツ・フォー・エブリワン」というフレーズに象徴されるように，また，オリンピズムの根本原則に「スポーツを行うことは人権の１つである」と示されているように，スポーツはすべての人によって親しまれるべきものである。私たちは，スポーツを行うことで日々のストレスを解消することができる。それでは，大きなストレスを伴う出来事を経験している人々（例えば，心的外傷経験のある人々）に対して，スポーツはどのような効果をもっているのであろうか。このコラムでは，大きなストレスを伴う出来事を経験している人々，つまり，PTG がもたらされる可能性のある人々における，スポーツの効果を探る。

　障害があり，競技レベルが高い男性競技者２名を対象に面接調査を行って，スポーツへの参加が身体的なトラウマ経験にどのように役立つかを検討した調査がある（Day & Wadey, 2016）。スポーツ参加が役立つプロセスには，「同一化」と「肯定的な適応」の２つのタイプがあることが明らかとなった。「同一化」は，心的外傷に対するレジリエンスと関連しており，「肯定的な適応」では，スポーツが自分で何かをやれる，コントロールできるという制御体験の機会を提供し，人間関係，身体への理解，および人生哲学を増強することが示された。

　戦闘経験者（combat veterans）を対象とした研究も行われている。キャディックとスミス（Caddick & Smith, 2014）は，スポーツを含む身体活動が，戦闘の身体的・精神的外傷の後遺症を抱える戦闘経験者の主観的・心理的ウエルビーイングに与える影響を検討した。その結果，スポーツを含む身体活動が，PTSD 症状の減少，ポジティブな感情を体験すること，ポジティブなアイデンティティや自己概念の養成，達成感などを通して，戦闘経験者の主観的・心理的ウエルビーイング（安寧）を増強することがわかった。さらに，スポーツを含む身体活動への参加は，生きることへの動機づけをも高める可能性があることも明らかとなった。

　クロフォード他（Crawford, Holt, Vallance, & Courneya, 2015）は，婦人科がんの既往者を対象として横断的調査を行った。その結果，診断・治療後に運動を行う量が増えたり，新しいスポーツや運動を開始したり，リスクの高いスポーツや活動を行ったりした者ほど，PTG が高いことが明らかとなった。よって，こ

れらの生活上の変化によって，PTGを経験できる可能性があることが示唆されている。

しかし，この論点に関連するエビデンスは蓄積が浅く，実際の社会においてストレスを伴う出来事を経験している人々があまねくスポーツの恩恵を受けているとは言いがたい。そこで，スポーツ心理学者が取り組むべき課題を提示したい。

1）ストレスを伴う出来事を経験している人々を対象としてスポーツの効果を検討し，その知見を広く普及・啓発する。2）ストレスを伴う出来事を経験している人々が，スポーツに取り組みやすくなるような環境づくりに貢献する知見を提供する。3）医師・看護師・健康運動指導士など医療・健康関連の専門家と連携して実践的な取り組みを行い，報告する。

パラリンピックで多くの金メダルを獲得したハインツ・フライ選手は，「障害のない人はスポーツをした方がよいが，障がいがある人はスポーツをしなければならない」（金子，2010）と語っている。これは，大きなストレスを伴う出来事を経験しているすべての人々に対するメッセージのように聞こえる。

スポーツには，大きな可能性がある。PTGを生じさせるためには，考え方を変えることだけが有効なのではない。私たちは，身体を動かして，体験することでしか得られない効果を見過ごしてきたのではないだろうか。

誤解を恐れずに言えば，「スポーツどころではない」と思っている人々こそ，スポーツを行うべきである。そして，私たちが暮らす社会が，「スポーツどころではない」と思い込んでいる人々にスポーツを促し，「スポーツどころではない」人々こそが，スポーツに親しむことのできる社会であってほしい。

文献

Caddick, N., & Smith, B. (2014). The impact of sport and physical activity on the well-being of combat veterans: A systematic review. *Psychology of Sport and Exercise*, **15**, 9-18.

Crawford, J. J., Holt, N. L., Vallance, J. K., & Courneya, K. S. (2015). Prevalence and interest in extreme/adventure activities among gynecologic cancer survivors: Associations with posttraumatic growth. *Mental Health and Physical Activity*, **9**, 35-40.

Day, M. C., & Wadey, R. (2016). Narratives of trauma, recovery, and growth: The complex role of sport following permanent acquired disability. *Psychology of Sport and Exercise*, **22**, 131-138.

金子元彦（2010）．障害者スポーツのいま　石井隆憲・田里千代（編）．知るスポーツ事始め　明和出版　pp.54-58.

・・コラム・・

スポーツ場面におけるレジリエンス　　　　　上野雄己

　近年，スポーツ競技者の心理的問題に対し，「レジリエンス（resilience）」という概念の応用性が注目されている。レジリエンスとは，「困難で脅威的な状況にもかかわらず，うまく適応する過程・能力・結果」と定義され（Masten, Best, & Garmezy, 1990），誰もが獲得し，身につけられる能力である（Grotberg, 2003）。スポーツ領域において，選手生命にかかわる怪我からの復帰や重篤なスランプを乗り越え，活躍をする競技者は存在しており，困難な状況から心理的に回復していく過程で競技者のレジリエンスが機能し適応に導くことが予測される（小林・西田，2009）。そのため，スポーツ競技者のレジリエンスの構造や機能を探求・理解することは，今後競技者のメンタルヘルスや競技パフォーマンスの向上に対する効果的なアプローチを確立するうえで重要な知見となる。

　スポーツ競技者が保持する領域固有のレジリエンスは，「競技的意欲・挑戦」，「競技的精神力」，「競技的自己理解」，「競技的身体力」の内的要因と，「チームメイト・指導者・家族・友人からの心理的サポート」，「チームの雰囲気」，「練習環境の充実度」の環境要因の2側面の構造となっており，複合的な要因の組み合わせから競技者のレジリエンスが構成されることが明らかにされている（上野・清水，2012；上野・雨宮・清水，2015）。また海外の研究知見（e.g., Galli & Vealey, 2008；Fletcher & Sarkar, 2012）から総合的に鑑みると，スポーツ競技者のレジリエンスの機能として，ネガティブな出来事から生じるストレスのインパクトを緩和し，適応や心身の健康を促すだけでなく，競技力向上において重要な要因になることが考えられる。さらに，レジリエンスが，バーンアウトやドロップアウト，心理的問題の誘発を防止し，最終的には競技者の人間的・競技的な成長に影響することが示唆される。実際に，上野・小塩（2015）は，スポーツ競技者のバーンアウト予防および競技者の成長促進を目的とした2過程モデルの検討を行っている。その結果，1）レジリエンスが自尊感情を経由してバーンアウトに負の影響を及ぼす過程，2）レジリエンスが競技パフォーマンスの自己評価を経由し主観的な競技者としての成長度に正の影響を及ぼす過程，の2過程を明らかにし，先述したメンタルヘルスや競技パフォーマンスに対しての効果に関する

内容の一部を検証している。

　以上のことから，スポーツ競技者のレジリエンスは，現代のスポーツ心理学の研究の発展に大きく寄与するだけでなく，競技者の将来性や生涯発達における心理的機能の向上に重要かつ新たな視座をもたらすことが考えられる。さらに，先述した先行研究の結果をふまえ，スポーツ活動や部活動の現場に携わる指導者（監督・コーチ）に，よりよいチームづくりに向けた環境の構築や，競技者一人ひとりのレジリエンスを効果的に育成するための支援方略を提案することができると思われる。そして，これらのレジリエンスに関する一連の研究成果は，国内外の多くの年代層またさまざまな競技に所属する競技者のメンタルヘルスと競技パフォーマンスの促進・向上に大いに貢献するだけでなく，競技者の人間的・競技的な成長に関連し，個人の人生をより豊かで充実したものへとつなげることが期待される。

文献

Fletcher, D., & Sarkar, M. (2012). A grounded theory of psychological resilience in Olympic champions. *Psychology of Sport and Exercise*, **13**, 669-678.

Galli, N., & Vealey, R. S. (2008). "Bouncing back" from adversity: athletes' experience of resilience. *Sport Psychologist*, **22**, 316-335.

Grotberg, E. H. (2003). What is resilience? How do you promote it? How do you use it? In Grotberg, E. H. (Ed.), *Resilience for today: Gaining strength from adversity*. Westport, CT: Praeger Publishers, pp.1-30.

小林洋平・西田　保（2009）．スポーツにおけるレジリエンス研究の展望　総合保健体育科学, **32**, 11-19.

Masten, A. S., Best, K. M., & Garmezy, N. (1990). Resilience and development: Contributions from the study of children who overcome adversity. *Development and Psychopathology*, **2**, 425-444.

上野雄己・雨宮　怜・清水安夫（2015）．高校運動部員のレジリエンスがバーンアウトに及ぼす影響性の検討　体育研究, **48**, 1-20.

上野雄己・小塩真司（2015）．大学生運動部員におけるレジリエンスの2過程モデルの検討　パーソナリティ研究, **21**, 151-154.

上野雄己・清水安夫（2012）．スポーツ競技者のレジリエンスに関する研究——大学生スポーツ競技者用心理的レジリエンス尺度の開発による検討——　スポーツ精神医学, **9**, 68-85.

第7章 ベネフィット・ファインディング
――精神疾患をもつ人々を対象とした研究をもとに

千葉理恵

1　ベネフィット・ファインディングとは

　ベネフィット・ファインディング（benefit finding）（Tennen & Affleck, 2002）とは，逆境に直面した人が，そのつらい経験のなかに何らかのベネフィット（すなわち，得られたものや学んだこと，あるいはポジティブな変化）があったと感じることを指す主観的な概念である。人のもつポジティブな心理的特性に注目し，その研究と実践を目指す新しい運動であるポジティブ心理学が近年急速に広がりをみせてきたなか（Joseph & Linley, 2006），そのパラダイムが起こった2000年ごろから欧米で研究が行われ始め，ここ数年はとみにその数が増加し，アジア諸国でも研究が広がりつつある。テネンとアフレック（Tennen & Affleck, 2002）は，ベネフィットに気づくこと（benefit reminding）とベネフィット・ファインディングを区別し，前者がコーピングストラテジーであるのに対して，後者はその結果としてのその人の信念や結論であると論じた。パークら（Park, Edmondson, Fenster, & Blank, 2008）もまた，逆境のなかに意味を見いだすコーピングとしての対処と，そのプロセスのアウトカムとしてのベネフィット・ファインディングを区別している。すなわちベネフィット・ファインディングは，コーピングストラテジーとしてベネフィットに「気づく」段階を経た結果として，その逆境の経験に何らかのベネフ

ィットや意味が見いだされた状態として解釈されている。

　ベネフィット・ファインディングは，逆境の経験に由来して生じる変化である点は PTG と共通しているが，理論的には概念間に相違があることが議論されている (Harding, Sanipour, & Moss, 2014 ; Jansen, Hoffmeister, Chang-Claude, Brenner, & Arndt, 2011)。PTG は，これまで当たり前だと思っていた世界観を，外傷的な体験の後に新しい見方でもう一度構築していくことで生じる成長であり，自己と自己を取り巻く世界との関係性を熟考し，再び立て直した結果として生じるものであると定義づけられている。逆境を経験する前の適応をはるかに超える質的な変化の過程も含むものであるとされており，逆境に対処していくための力を高める能動的な変容でもある。こうした変容は，逆境を経験してから何年もかかって生じる場合もある (Tedeschi & Calhoun, 2004)。一方のベネフィット・ファインディングは，理論上は，中核的な信念が大きく揺るがされることは必ずしも前提としない。また，教育歴や楽観性，希望，ポジティブなコーピングといった個人の特性によって予測され，PTG よりも短期的に生じ得るものであり (Harding et al., 2014 ; Jansen et al., 2011)，成長を含むが，成長のみに限定しないさまざまな変化を包含する概念である。

　これまでに，がん，心疾患，多発性硬化症，リウマチ，膠原病，AIDS などのさまざまな慢性疾患をもつ患者やその家族，また，虐待を受けた人などさまざまな逆境の経験者を対象として，ベネフィット・ファインディングの内容が質的に研究されている（千葉・宮本・船越，2010 ; Linley & Joseph, 2004）。こうした研究によって実証的に明らかにされたベネフィット・ファインディングのカテゴリーの多くは，PTG のドメインと共通または類似する内容であった。ベネフィット・ファインディングは，PTG や SRG (Stress-related growth：ストレス関連成長) などと互いに重複しあう概念でもあり，現象として表れる変化を厳密に区別することは難しく，実際にはこれらを集合的に扱った研究も多く行われている (Joseph & Linley, 2006 ; Sawyer, Ayers, & Field, 2010)。

2　精神疾患をもつ人々のベネフィット・ファインディング

　筆者らが行った精神疾患をもつ人々を対象とした質的調査によれば，調査の同意を得られた者のうち約半数が，精神疾患を経験したことにより何らかのベネフィット・ファインディングを経験していた。内容分析により抽出された7つのカテゴリーは，「人間関係の深まり・人間関係での気づき」「内面の成長・人生の価値観の変化」「健康関連の行動変容・自己管理」「精神の障害に関する関心や理解の深まり」「社会の中で新たな役割を見出すこと」「宗教を信じること」および「その他」であった（千葉他，2010）。

　PTG の5つのドメインとの関連をみると，「人間関係の深まり・人間関係での気づき」はPTG の「他者との関係」に関する人間としての成長のドメイン，「内面の成長・人生の価値観の変化」はPTG の「人間としての強さ」に関する成長や「精神性的な変容」，「人生に対する感謝」のドメイン，「社会の中で新たな役割を見出すこと」はPTG の「新たな可能性」がうまれてくるような変化のドメイン，「宗教を信じること」はPTG の「精神性的な変容」のドメインに，それぞれ内容が重なっていることがわかる。

　一方で，「健康関連の行動変容・自己管理」や「精神の障害に関する関心や理解の深まり」はPTG のドメインと直接的には結びつかないカテゴリーであった。しかし，これはベネフィット・ファインディングとPTG の概念の違いというよりも，筆者らの調査が疾患をもつ人を対象にしたことを反映した結果であると考えられる。つまり，「以前より健康に注意するようになり，疲れやすい自分とも向き合えるようになった」「自分がどのような仕事につき，どのようなストレスを受けると眠れなくなるかがわかった」などの変化は，さまざまな逆境のなかでも疾患の経験と関連していると考えられる。また，いまもなおスティグマが残る精神疾患の特徴から，「（精神の）病気になる前は，病気の人のことを考えたこともなく偏見があったが，病気になってからは，さまざまな病気があることを理解できた」などのように，疾患や疾患をもつ人々に対する関心が高まったことや理解が深まったことそのものが，ベネフィットとして見

いだされたと考えられる。

　例えば「内面の成長・人生の価値観の変化」のカテゴリーにも，疾患を経験したことにより生じたベネフィット・ファインディングは含まれていた。それは例えば，「症状による欠点も，自分のものとして受け止めて生きられるようになった」「病気も，自分の人生に与えられた課題なのだと思うようになった」などの回答であった。一方このカテゴリーには，「苦しい時もあるけれど，それはいつか乗り越えられると思うようになった」「お金や物よりも大切なものがあると思うようになった」「いろいろな人たちに支えられて自分をもっと好きになり，大切にするようになった」などのような，疾患だけではなくさまざまな逆境の経験者に共通すると考えられるベネフィット・ファインディングも多く回答されていた。ベネフィット・ファインディングは，理論上はPTGよりも短期的に生じ得ると論じられているが，とりわけこのカテゴリーに含まれる内容は，慢性疾患という継続する逆境に対処してきた長い道のりのなかで少しずつ遂げられてきた成長や変化が多いと考えられる。

　「その他」のカテゴリーには，「生きることのつらさがわかった」「人生は難しいということに気づいた」「人のこころの裏表を感じるようになった」などの，一見ネガティブな変化ととらえられるような内容の回答も含まれていた。こうした回答は，それ自体が「ポジティブな変化」を指すものではないのかもしれないが，その人にとってはまさに逆境のなかでもがき苦しみながら学んだと感じられたものや気づいたことであり，すなわちベネフィット・ファインディングの一類型であるととらえられるだろう。

　いくつかのカテゴリーのなかには，「入院した時に親友ができた」「自分の時間が増えた」などのように，それ自体が狭義の「成長」ではないが，その人にとって得られたと感じられた内容も含まれていた。また，「精神障害をもつ人ももたない人もみんなそれぞれの荷物やしがらみをもっていて，必ずしも精神障害が特別な荷物なわけではないと考えることで，気持ちが楽になった」「死なない病気であることを救いだと感じるようになった」などのように，コーピングとしての対処を経てきた結果として生じたと考えられる変化も回答されており，こうした内容は，PTGと比較してベネフィット・ファインディングに特徴的な内容であるといえるであろう。

3 ベネフィット・ファインディングの評価

(1) これまでに開発されたベネフィット・ファインディング評価尺度

　ベネフィット・ファインディングやPTGなどの近接概念を評価する尺度は，1990年代半ばよりアメリカを中心に開発され始め，これまでに20種類以上が作成されている（千葉，2014a）。

　1996年に発表されたPosttraumatic Growth Inventory（PTGI）（Tedeschi & Calhoun, 1996）は，PTGを評価する代表的尺度であり，理論的にはPTGの5つのドメインを評価する。また，同年に発表されたStress Related Growth Scale（SRGS）（Park, Cohen, & Murch, 1996）は，理論的には①social relationships，②personal resources including life philosophy，③coping skillsの3つのドメインから構成された尺度である。PTGIやSRGSはいずれも対象者の逆境の種類は問わないものであり，一部の修正版を除いてはポジティブな方向の変化のみを質問する形式で作成されている。

　これらの尺度に続いて発表されたPerceived Benefit Scales（McMillen & Fisher, 1998）は，さまざまな災害に遭った人へのインタビューをもとに，理論的には①personal change，②increased closeness with others，③material gainsの3つのドメインから構成された，ベネフィット・ファインディング評価尺度である。①や②の内容は，PTGやSRG（stress-related growth：ストレス関連成長）と共通するものである。一方で，"As a result of this event, I gained material possessions"（この出来事を経験した結果として，得られたものがあった）などの項目が含まれる③のmaterial gainsは，それまでのベネフィット・ファインディングに関する質的研究からは必ずしも抽出されている内容ではないが，PTGやSRGには含まれないベネフィット・ファインディングに特徴的な内容といえる。すべての質問項目はポジティブな方向の変化についてたずねているが，回答にバイアスが生じるのを避けるために，分析対象とはしない，ネガティブな変化についてたずねる項目が追加されている。この尺度もまた，対象者の逆境の種類は問わないものである。その後，がん患者や多発

性硬化症患者，患者の家族や遺族などを対象としたベネフィット・ファインディング評価尺度もそれぞれ作成されている（千葉，2014a）。これらの尺度は，逆境の種類によって質問内容が大きく異なるわけではないが，尺度ごとにドメインやドメインごとの項目の割合がそれぞれ異なっている。

(2) ベネフィット・ファインディングをどのように評価するか

その人の感じている「ベネフィット」を尺度により包括的に評価するうえでは，何をもって「ベネフィット」とするのかも含めていくつかの課題があり，対象者の特徴によって検討が必要となることもあると考えられる。

1) つらい変化として感じているベネフィット・ファインディング

近年は，ポジティブ，ネガティブ両方向の変化についてたずねる尺度が開発されている（Cassidy & Giles, 2013 ; Currier, Hermes, & Phipps, 2009）。両方向の変化についてたずねることにより，社会的望ましさ回答バイアス，つまり「ベネフィット」の過大評価が生じにくくなると論じられている（Currier et al., 2009）。また，ポジティブな変化だけではなくつらい変化も生じえることを前提として示すことで回答者の心理的負担が少なくなることや，スコアリング方法によっては，本人にとって「つらい変化として感じているベネフィット」を，ベネフィットとしてとらえ評価することも可能となる。「つらい変化として感じているベネフィット」は，時間とともにやがて「ポジティブな変化として感じられるベネフィット」へと変わっていく前段階のベネフィットである可能性もあるだろう。しかし，こうした尺度をどのようにスコアリングして，ベネフィット・ファインディングを量的に評価するのかについての見解は一致しておらず，ネガティブな変化をスコアリングからは除外しているものもあれば，マイナスのスコアやポジティブな変化よりも低いスコアをつけてポジティブな変化のスコアとの合計スコアを算出するものもある。

2) 対象者の特徴により異なるベネフィット・ファインディング

逆境を経験した人のベネフィット・ファインディングの多くは，PTGと同様，逆境の種類にかかわらず共通した内容であることが明らかになっており，そ

れゆえ，逆境の種類を限定せずさまざまな対象者に用いることのできる尺度が作成されている。一方で，例えば疾患を経験した人にしばしばみられる健康関連の行動変容や，疾患に関する知識の深まりなど，逆境の種類に特徴的なベネフィット・ファインディングが生じえることや，ベネフィット・ファインディングの内容が文化の影響を受けうることなどからは，対象者の特徴に合わせた内容を評価することが望ましい場合もあるかもしれない。

3) 評価項目の分量

さまざまな逆境の経験者のなかには，まさに人生の危機に適応しようとしている段階の人も含まれうることから，回答するための時間や労力の負担を少なくするためには，より短い尺度を用いることが望ましいと論じられている。そのため，近年は10項目からなる短いベネフィット・ファインディング評価尺度も作成されている（Phipps, Long, & Ogden, 2007）。

筆者らは，精神疾患をもつ人々を対象とした質的調査や文献レビューの結果を参考に，ネガティブな変化の評価を含む30項目からなるベネフィット・ファインディング評価尺度を作成した（千葉・山崎・宮本・船越，2015）。地域で生活している精神疾患をもつ人々を対象として調査を行った際には，同時に他の質問項目も含む調査票を用いたこともあり，なかには「長く感じる」といった感想を述べた回答者がいた。精神症状が不安定であったり，認知機能や集中力が低下していたりする場合には，より短く簡便な尺度を用いることが，負担の軽減やより信頼性の高い回答につながるだろう。その一方で，質問項目に回答したことによって，自身がさまざまなベネフィット・ファインディングを経験していたことに気づくことができたと語った回答者もいた。つまり，ベネフィット・ファインディングについての質問項目を提示することは，それ自体が，さまざまなベネフィット・ファインディングの可能性を知ることや自身の変化に関する新たな気づきをうむ介入にもなり得る。したがって，適切な調査項目の分量は対象者の状況に応じて異なる可能性があり，場合によっては，自記式だけではなく，聞き取りによって数回に分けて回答を求めるなど評価方法を工夫することにより，介入としての意味を含む評価を行いやすくなると考えられる。

4　精神疾患をもつ人々のリカバリーとベネフィット・ファインディング

(1) 精神保健領域におけるリカバリー

精神保健領域における「リカバリー」とは，慢性精神疾患をもつ人が，たとえ精神症状や障害が続いていたとしても，人生の新しい意味や目的を見いだし，充実した人生を生きていくプロセスを指す主観的な概念である（Anthony, 1993）。リカバリーは，慢性精神疾患をもつ当事者の手記を発端として，1980年代からアメリカを中心として世界に広がった当事者主体の概念であり（Deegan, 1988 ; Lovejoy, 1982），精神疾患そのものの治癒を目標としてきた，従来の専門職者主体のアプローチへの批判から生まれた。近年，欧米諸国ではリカバリーが精神保健サービスの中核概念になっており，スローガンとして掲げられている。リカバリーの構成要素には，希望，人生の意味を見いだすこと，アイデンティティの再確立，責任をもつことなどがあると論じられている（Andresen, Oades, & Caputi, 2003）。また，リカバリーのプロセスは直線的ではなく，時には後戻りをしながら徐々に進む道のりであり（Anthony, 1993 ; Deegan, 1988），①モラトリアム期（喪失感や絶望感により深い感情に包まれ，引きこもる時期），②気づき期（すべてを喪失したわけではなく，人生を達成することは可能であると認識する時期），③準備期（リカバリーのための自身の長所や弱点について吟味し，リカバリーに向かって取り組み始める時期），④再構築期（前向きなアイデンティティに向かって動き，意味ある目標を設定する時期），⑤成長期（疾患の自己管理やレジリエンスによって特徴づけられ，自分への前向きな感情をもち充実した意味のある人生を生きる時期）の5つのステージからなると提唱されている（Andresen et al., 2003）。

(2) 精神疾患をもつ人々のリカバリーとベネフィット・ファインディングの関連

筆者らの研究（Chiba, Kawakami, & Miyamoto, 2011 ; Chiba, Miyamoto, & Funakoshi, 2014）からは，精神疾患をもつ人々のリカバリーとベネフィット・

ファインディングには密接な関連があり，リカバリーが進んでいる人ほどさまざまなベネフィット・ファインディングを強く経験している傾向があることが明らかになっている。また，リカバリーの初期にある人は家族関係についてのベネフィット・ファインディングを感じやすい傾向があり，中ほどの時期では，人間関係のなかでも家族だけではなく周囲の人や地域社会での人とのかかわりに関するベネフィット・ファインディングが多く経験され，リカバリーのステージが高い人においては，内面の成長や人生の価値観の変化など人間関係以外にもより幅広いベネフィット・ファインディングを経験する傾向がみられた。リカバリーの初期の段階にある人は，社会参加が少なく身近な家族とのかかわりがベネフィット・ファインディングとして知覚されやすい一方で，リカバリーの過程が進むにつれて社会参加の機会が増えて活動範囲が拡大することで，幅広い人間関係のなかにベネフィット・ファインディングを感じやすくなると考えられる。また，リカバリーの最後のステージが「成長期」と表現されているように，リカバリーのステージがさらに進んだ人においては，リカバリーの道のりを歩んできたなかで，より多彩な面で自身が成長や変容を遂げてきたと感じる傾向があると考えられる。こうしたことからは，ベネフィット・ファインディングそのものが，人生の新しい意味や目的を見いだしていくリカバリーの道のりの一部でもあるとも考えられる。また，喪失感や絶望感に包まれている時期に小さなベネフィット・ファインディングの光を見いだすことは，リカバリーの道のりを歩み始める後押しにもなると考えられる。

5　ベネフィット・ファインディングは促進されるか

　ベネフィット・ファインディングを経験することは，QOLの向上や悲嘆の軽減，逆境に対する適応などにつながることが報告されており（Littlewood, Vanable, Carey, & Blair, 2008），逆境を経験した人のベネフィット・ファインディングを促進するための介入方法に関する研究が近年増加している（Casellas-Grau, Font, & Vives, 2014；千葉，2014b）。

(1) これまでに行われたベネフィット・ファインディング促進の介入研究

主にストレスマネジメントとリラクゼーションのトレーニングで構成された認知行動アプローチによるストレスマネジメント（Cognitive-Behavioral Stress Management）の介入プログラム（Cruess et al., 2000）は，これまでにアメリカやアイルランドでがん患者や患者の介護者を対象として効果が検証されている。その介入研究の多くにおいてベネフィット・ファインディング促進効果が認められており，また，QOLの向上や抑うつ・不安の軽減が報告されているものもある。ベネフィット・ファインディングがコーピングとしての対処のアウトカムとして位置づけられていることからは，こうした介入がベネフィット・ファインディングを支援する1つの方法となりえると考えられる。その一方で，ベネフィット・ファインディングを促進させる機序についてはまだ十分明らかになっておらず，ポジティブシンキングの誤用につながる恐れや，マニュアル化された介入枠組みへの批判も論じられている（Lechner, Tennen, & Affleck, 2009）。

その他の例としては，認知行動療法の理論に基づくポジティブな再評価のトレーニング（positive reappraisal coping），喪失体験をどのように意味づけしてきたかや，喪失体験の結果として生じたポジティブな変化などについての記述による表出，イメージ療法，ヨガ，マッサージ，ユーモアセラピー，行動変容を促す教育的介入など実に多彩な内容の介入が，慢性疾患患者やその家族などを対象に試みられている。ベネフィット・ファインディングの促進効果がみられなかった研究も多いなか，例えば乳がん患者を対象としたヨガの介入は，無作為化比較試験によって介入効果がみとめられているが（Chandwani et al., 2010），エビデンスの確立にはまだ至っておらず，今後のさらなる研究によって明らかになるかもしれない。

(2) 精神疾患をもつ人々を対象とした，ベネフィット・ファインディングを支援する介入の試み

筆者らは，精神疾患をもつ人々を対象として，ベネフィット・ファインディ

ング促進セッションを含むリカバリー促進プログラムを作成し，このセッションに参加することによる変化について検討した（Chiba, Miyamoto, & Harada, 2016）。

　介入を行う際に考慮すべき姿勢や方法としては，「専門職者が自分の考え方や価値観，信念を押しつけることなく，対象者の考え方を理解するよう努めること」「対象者のもつ問題点を必ずしも解決しようとはせず，対象者がこれまでに経験した危機的状況や心理的反応について語るのを傾聴すること」「逆境の経験そのものよりも，逆境とどのようにたたかってきたかに焦点を当てること」「対象者が自発的に語る，逆境を経験したことによる変化について傾聴すること」「語られた変化の種類を対象者と共に分類すること」などの点が論じられている（Tedeschi & Calhoun, 2004）。これらのことを参考にして，筆者らが作成したベネフィット・ファインディング促進セッションの主な構成は，「精神疾患をもつ支援者（ピアサポーター）の，これまでの人生の道のりやベネフィット・ファインディングについての語りを聴くこと」「精神疾患になってから歩んできた道のりについて振り返り，困難とどのようにたたかってきたかを考える（語る）こと」「ベネフィット・ファインディングについての情報提供を受けること」「自身のベネフィット・ファインディングについて考える（語る）こと」とし，計3回の集団セッションを行った。

　詳細については別の報告（Chiba et al., 2016）を参照されたいが，参加者の多くは，計3回のセッションに参加した結果として新たに気づいたり強く感じるようになったりした何らかのベネフィット・ファインディングがあったと回答した。その内容は，「苦しんで大変なのは自分だけじゃなく，皆苦しいんだとわかった」「健康の大切さを感じるようになった」「自分は一人きりではないということに気づいた」などさまざまであった。

　この結果は，こうした介入によって精神疾患をもつ人々が新たなベネフィット・ファインディングを経験する可能性があることを示唆するものであるが，介入の内容だけではなくその方法もまた，対象者の変化に影響を与えると考えられる。つまり，例えば一対一ではなくグループでセッションを行ったことで，同じ経験をもつ者同士で学び合ったり共感し合ったりすることができ，ベネフィット・ファインディングがより生じやすくなった可能性がある。また，介

入を行う支援者と介入を受ける対象者,という関係性でかかわるよりは,対等なパートナーシップのもとで,対象者がこれまで歩んできた道のりに敬意を表しながらかかわることにより,ベネフィット・ファインディングはより生じやすくなると思われる。すなわち,ベネフィット・ファインディングは,その促進を意図した介入枠組みの中でも生じうるプロセスであるが,そうした介入がなくても,日常的な人と人とのかかわりのなかで自然に経験されていく変化である。逆境を経験した人のベネフィット・ファインディングを日々のかかわりのなかで支援するうえでは,その人が逆境に対処していく力を信じてその過程に寄り添うことや,自身ではベネフィット・ファインディングであるとは気づかずにいる変化についての語りを聞いた際に,それを傾聴するなどの姿勢が大切であろう。また,さまざまなベネフィット・ファインディングを経験している人と交流する機会をつくることが一助となることもあるかもしれない。

文献

Andresen, R., Oades, L., & Caputi, P. (2003). The experience of recovery from schizophrenia: towards an empirically validated stage model. *Australlian New Zealand Journal of Psychiatry*, **37**(5), 586-594.

Anthony, W. A. (1993). Recovery from mental illness: The guiding vision of the mental health service system in the 1990s. *Psychosocial Rehabilitation Journal*, **16**(4), 11-23.

Casellas-Grau, A., Font, A., & Vives, J. (2014). Positive psychology interventions in breast cancer. A systematic review. *Psychooncology*, **23**(1), 9-19.

Cassidy, T., & Giles, M. (2013). Further exploration of the Young Carers Perceived Stress Scale: Identifying a benefit-finding dimension. *British Journal of Health Psychology*, **18**(3), 642-655.

Chandwani, K. D., Thornton, B., Perkins, G. H., Arun, B., Raghuram, N. V., Nagendra, H. R., Wei, Q., Cohen, L. (2010). Yoga improves quality of life and benefit finding in women undergoing radiotherapy for breast cancer. *Journal of Society Integrative Oncology*, **8**(2), 43-55.

千葉理恵（2014a）．ベネフィット・ファインディングとその近接概念の評価尺度開発の現状と課題――文献レビュー―― 日本精神保健看護学会第24回学術集会・総会プログラム・抄録集, 176-177.

千葉理恵（2014b）．逆境を経験した人へのベネフィット・ファインディング促進の

介入に関する文献検討　第73回日本公衆衛生学会総会抄録集, 240.
Chiba, R., Kawakami, N., & Miyamoto, Y. (2011). Quantitative relationship between recovery and benefit-finding among persons with chronic mental illness in Japan. *Nursing & Health Sciences*, **13**(2), 126-132.
千葉理恵・宮本有紀・船越明子（2010）．精神疾患をもつ人におけるベネフィット・ファインディングの特性　日本看護科学会誌, **30**(3), 32-40.
Chiba, R., Miyamoto, Y., & Funakoshi, A. (2014). The concept of "benefit finding" for people at different stages of recovery from mental illness; A Japanese study. *Journal of Mental Health*, **23**(1), 20-24.
Chiba, R., Miyamoto, Y., & Harada, N. (2016). Psychological transformation by an intervention to facilitate benefit finding among people with chronic mental illness in Japan. *Perspectives in Psychiatric Care*, 52(2), 139-144.
千葉理恵・山崎喜比古・宮本有紀・船越明子（2015）．精神疾患を経験した人々のベネフィット・ファインディング評価尺度の作成の試み　第35回日本看護科学会学術集会講演集, 514.
Cruess, D. G., Antoni, M. H., McGregor, B. A., Kilbourn, K. M., Boyers, A. E., Alferi, S. M., Carver, C. S., Kumar, M. (2000). Cognitive-behavioral stress management reduces serum cortisol by enhancing benefit finding among women being treated for early stage breast cancer. *Psychosomatic Medicine*, **62**(3), 304-308.
Currier, J. M., Hermes, S., & Phipps, S. (2009). Brief report: Children's response to serious illness: Perceptions of benefit and burden in a pediatric cancer population. *Journal of Pediatric Psychology*, **34**(10), 1129-1134.
Deegan, P. E. (1988). Recovery: The lived experience of rehabilitation. *Psychosocial Rehabilitation Journal*, **11**(4), 11-19.
Harding, S., Sanipour, F., & Moss, T. (2014). Existence of benefit finding and posttraumatic growth in people treated for head and neck cancer: A systematic review. *PeerJ*, **2**, e256.
Jansen, L., Hoffmeister, M., Chang-Claude, J., Brenner, H., & Arndt, V. (2011). Benefit finding and post-traumatic growth in long-term colorectal cancer survivors: Prevalence, determinants, and associations with quality of life. *British Journal of Cancer*, **105**(8), 1158-1165.
Joseph, S., & Linley, P. A. (2006). Growth following adversity: Theoretical perspectives and implications for clinical practice. *Clinical Psycholgy Review*, **26**(8), 1041-1053.
Lechner, S. C., Tennen, H., & Affleck,G. (2009). Benefit-finding and growth. In Lopez, S. J. & Snyder, C. R. (Eds.), *Oxford handbook of positive psychology* (2nd ed.,) . New York: Oxford

University Press. pp. 633–640.
Linley, P. A., & Joseph, S. (2004). Positive change following trauma and adversity : A review, *Journal of Traumatic Stress*, **17**(1), 11–21.
Littlewood, R. A., Vanable, P. A., Carey, M. P., & Blair, D. C. (2008). The association of benefit finding to psychosocial and health behavior adaptation among HIV+ men and women. *Journal of Behavioral Medicine*, **31**(2), 145-155.
Lovejoy, M. (1982). Expectations and the recovery process. *Schizophr Bull*, **8**(4), 605-609.
McMillen, J. C., Fisher, R. H. (1998). The Perceived Benefit Scales: Measuring perceived positive life changes after negative events. *Social Work research*, **22**(3), 173-187.
Park, C. L., Cohen, L. H., & Murch, R. L. (1996). Assessment and prediction of stress-related growth. *Journal of Pediatric Psychologyers*, **64**(1), 71-105.
Park, C. L., Edmondson, D., Fenster, J. R., & Blank, T. O. (2008). Meaning making and psychological adjustment following cancer: The mediating roles of growth, life meaning, and restored just-world beliefs. *Journal of Consulting and Clinical Psychology*, **76**(5), 863-875.
Phipps, S., Long, A. M., & Ogden, J. (2007). Benefit Finding Scale for Children: Preliminary findings from a childhood cancer population. *Journal of Pediatric Psychology*, **32**(10), 1264-1271.
Sawyer, A., Ayers, S., & Field, A. P. (2010). Posttraumatic growth and adjustment among individuals with cancer or HIV/AIDS: A meta-analysis. *Clinical Psychology Review*, **30**(4), 436-447.
Tedeschi, R. G., & Calhoun, L. G. (1996). The Posttraumatic Growth Inventory: Measuring the positive legacy of trauma. *Journal of Traumatic Stress*, **9**(3), 455-471.
Tedeschi, R. G. & Calhoun, L. G. (2004). A clinical approach to posttraumatic growth. In Linley. P. A. & Joseph, S. (Eds.), *Positive psychology in practice*. Hoboken, NJ: Wiley and Sons, Inc. pp. 405-419.
Tennen, H., & Affleck, G. (2002). Benefit-finding and benefit-reminding, In Snyder C. R., & Lopez S. J. (Eds.), *Handbook of Positive Psychology*. New York: Oxford University Press. pp. 584–597.

・・コラム・・

体験の意味づけと PTG

堀田　亮

　サッカーのペナルティキック（PK）戦をご存知だろうか。1つのシュートが結果を大きく左右するPK戦は，これまで多くの"悲劇のヒーロー／ヒロイン"を生み出してきた。日本でも，ある中心選手が国際大会のPK戦でシュートを外し，まさかの敗戦を喫したことがある。試合後，監督を含めたチーム関係者は「PKは運だから仕方ない」という言葉で，落胆の涙を浮かべるその選手を擁護した。「PKは運」という考え方はサッカーを知る者にとっては通念かもしれない。しかし，"PKの名手"として名高いある選手は「PKは運ではなく，技術やメンタルなどあらゆることが重要」と敗戦直後に語った。

　PK失敗は，運か実力か。トラウマティックな出来事を糧に成長するためには，体験をどのように受け止め，理解し，とらえていけばよいのであろうか。本コラムでは，PTGが生じるメカニズムを「意味づけ（meaning making）」という概念を用いて考察する。

　意味づけは，PTGの理論モデル（Calhoun, Cann, & Tedeschi, 2010, p.6）でいう「意図的熟考・反芻」に概ね該当する。近年では，意味づけの過程（meaning making process）の違いが，その後の適応や精神的健康に大きな影響を与えるとして，意味づけ方に関する概念や理論モデルの検討がなされている。なかでもヨセフとリンリー（Joseph & Linley, 2005）は，同化（assimilation）と調節（accommodation）という概念を提唱し，理論的そして実証的検討を進めている。

　同化とは「自身がこれまでもっていた物事の見方や考え方に一致するようにその体験を解釈，了解していくこと」，調節とは「その体験を理解，解釈するために意識的，意図的な認知，感情処理を行い，自身がもっていた物事の見方や考え方を修正していくこと」とそれぞれ概念的に定義される。端的に言うと，自身の認知的枠組みを変えずに体験を意味づける過程が同化であり，変えて体験を意味づける過程が調節である（堀田・杉江，2013b）。

　筆者らは，同化と調節の測定尺度である「意味づけにおける同化・調節尺度」（14項目5件法）を作成し（堀田・杉江，2013a），体験の意味づけとPTGを含めた自己概念の変容との関連について，大学生を対象とした質問紙調査によって検討

した（堀田・杉江，2013b）。調査では，トラウマティックな出来事として，"これまで体験した最も大きな挫折体験"を取り上げた。

同化・調節を説明変数，PTG を含めた自己概念の変容を目的変数とした共分散構造分析の結果，同化を通した意味づけを行うと自己に対するネガティブな認知や否定的感情を抑制することが示唆されたものの，PTG はほとんど感じられないことが示された。一方で，調節を通した意味づけを行うと，自己に対するネガティブな認知や否定的感情の増大といった負の変容も起こりうることが示唆されたものの，PTG の獲得が促進されることが明らかとなった。

本研究知見が，喪失，疾病など他のトラウマティックな出来事にも適用できるか検討する必要はあるが，体験の意味づけの違いにより，PTG獲得の程度は異なることが示された。

はたして，PK失敗という体験からどのように PTG は獲得されるのか。確かに，これまでの認知的枠組みどおり「運がなかった」と片付けること（同化）は，その後の情緒的苦痛の低減には有効かもしれない。しかし，認知的枠組みを変えて「実力が足りない」と考えること（調節）は，自己のネガティブな側面と向き合うことにもなるが，PTG獲得には必要な意味づけ過程と言えよう。

あの日PKを外した彼は，どのように体験を意味づけたのだろうか。そして，いつかまた PK戦になった時に，彼はどのような行動を取り，どのような結末を迎えるのだろうか。

文献

Calhoun, L.G., Cann, A., & Tedeschi, R.G. (2010). The posttraumatic growth model: Sociocultural considerations. In Weiss, T., & Berger, R. (Eds.), *Posttraumatic growth and culturally competent practice: Lessons learned from around the globe.* New York: John Wiley & Sons, Inc. pp.1-14.

堀田亮・杉江　征(2013a). 重大なライフイベントの意味づけに関する尺度の作成——同化・調節の観点から——　健康心理学研究，**26**，108-118.

堀田亮・杉江　征（2013b). 挫折体験の意味づけが自己概念の変容に与える影響　心理学研究，**84**，408-418.

Joseph, S., & Linley, P. A. (2005). Positive adjustment to threatening events : An organismic valuing theory of growth through adversity. *Review of General Psychology*, **9**, 262-280.

第8章 パーソナリティ研究から見た「成長」

小塩真司

　広義のPTG (posttraumatic growth：心的外傷後成長) は，大きな衝撃を与えるような経験をきっかけとして生じるポジティブな変化を意味するが，そのポジティブな変化は「人間としての成長」のことを指す（第1章参照）。そしてその人間としての成長の中には，パーソナリティ（性格）の変化が含まれる。では，このパーソナリティの変化とはどのようなことを指すのだろうか。また，ポジティブな性格の変化とは何を意味するのだろうか。この章では，パーソナリティ研究に軸足を置きつつこれらの事柄について考察しながら，PTGとのかかわりを考えてみたい。

1　パーソナリティ記述の変遷

　これまでの歴史の中で，人間のパーソナリティを記述する試みは数多く行われてきた。哲学者・植物学者のテオプラストスは，古代ギリシャ時代に生きた人々の行動上の特徴について「おしゃべり」「けち」「横柄」など30種類の典型例を描いている（テオプラストス　森訳 2003）。このテオプラストスの著作に触発され，後のヨーロッパの思想家たちも当時の人々の様子を描き出している。また人間の気質を多血質・黄胆汁質・黒胆汁質・粘液質に分類するヒポクラテスとガレノスの四気質説は，古代ギリシャ・ローマ時代に提唱された説の

中で，後の時代まで長期にわたって影響を及ぼしてきた。

　病気を分類することも，人類の歴史の中で長く続いてきた分類法である。そこには，人体の不調を類型化することにより，対処を早急かつ容易にするメリットがある。そして19世紀に入ると精神病理学上の分類も試みられた。20世紀初頭には，ドイツの精神医学者クレッチマーが，精神病院に入院している患者の体型を分類し，精神病理との関連を報告した（Kretschmer, 1921 斎藤訳, 1944）。さらにこれらの関連を病前性格に結びつけ，病理傾向を示さない一般の人々にも適用する試みが行われた。

　パーソナリティは，言葉によって人間を形容する。このような立場からみると，人間のパーソナリティの全体像を把握するためには言語そのものに注目することが有用になる。このような語彙仮説に立つ研究を，心理辞書的研究と呼ぶ。例えばイギリスの人類学者・遺伝学者であるゴルトンは辞書から1,000語に及ぶ人間の形容語を抽出し，整理することを試みた（Galton, 1884）。この試みを大きく発展させたのが，アメリカの心理学者オールポートである。彼は助手のオドバートとともに，辞書から17,953語の人間の形容語を抽出し，それらを整理・統合することで4,504語のパーソナリティ特性語を見いだした（Allport & Odbert, 1936）。オールポートらと同様の試みは世界各国の言語で行われており，日本でも古浦（1952），青木（1971），村上（2002, 2003）によって日本語の辞書からパーソナリティ特性語の抽出が試みられている。

　パーソナリティ特性語が抽出されると，つぎはそれらをどのように整理していくかという研究へとつながる。そこでは抽出された単語を恣意的に整理するのではなく，調査をしながら因子分析等の統計的手法を用いた整理が繰り返し行われてきた。大量のデータに対して複雑な統計的手法を適用するためには，コンピュータの発展が不可欠である。キャッテルの16因子モデル（Cattel, 1956），ギルフォードの10因子モデル（Guilford, 1975），アイゼンクの3因子モデル（Eysenck, 1967 梅津他訳, 1973）などの紆余曲折を経て，1980年代から90年代にかけてパーソナリティ全体を5つの因子で表現するモデル（Costa & McCrae, 1992 ; Goldberg, 1990）が，多くの研究者の注目を集めるようになってきた。近年ではHEXACOモデル（Ashton & Lee, 2001）など異なる因子数も報告されているが，ビッグ・ファイブ（Big Five）や5因子モデル（Five-Factor

Model）と呼ばれる，5つの特性次元で人間全体のパーソナリティを記述するモデルが多くの研究者の注目を集めている。

2 5つの次元

パーソナリティについて整理されてきた5つの次元を，表8-1 に示す。外向性の高さは，活動性の高さや刺激を求める志向性に関連する。またこのような人は人付き合いを好むが，それがうまいとは限らない。神経症傾向の高さは，情緒不安定さを意味する。神経症傾向が高い人は不安や抑うつ，怒りをいだきやすく，ストレスにも強く反応する傾向がある。開放性の高さは，好奇心の強さや関心の広さに関連する。このような人はリベラルな政治志向や，新しい物事に関心をいだきやすい。協調性の高さは，やさしいことや他者を信じること，利他性などを特徴とし，人間関係を円滑に営む傾向に関連する。勤勉性は計画性や努力，まじめさを特徴とする特性であり，自らを律して倹約的・健康な生活を営む傾向にも関連する。

これら5つの次元は類型ではない。したがって，同じ「外向的な人物」で

表8-1 パーソナリティの5次元（小塩，2014 より作成）

次元	内容
外向性 Extraversion	高：積極性，刺激を求める，人付き合いが好き 低（＝内向性）：無口，恥ずかしがり，引っ込み思案
神経症傾向 Neuroticism	高（＝情緒不安定性）：感情の揺れ動きが大きい 低（＝情緒安定性）：感情が安定している
開放性（知性） Openness	高：関心の広さ，興味の強さ，空想を巡らす 低：型にはまった思考，伝統を重んじる
協調性（調和性） Agreeableness	高：やさしさ，寛大さ，面倒見の良さ，思いやり 低：攻撃性，他者を欺く，自己利益の追求
勤勉性（誠実性） Conscientiousness	高：計画性，熱心な活動，まじめさ 低：いいかげんさ，いきあたりばったり

あったとしても，他の特性の高低によって全体的に見ればまったく異なる人物像を描くことができる。例えば，外向的で神経症傾向が高く協調性が低い人物と，外向的で神経症傾向が低く協調性が高い人物の全体的な印象は随分と異なるだろう。

またこれらの5次元は，「パーソナリティに5つの次元しか存在しない」ということを意味するわけではない。これまでにも，5因子ではなく7因子（Almagor, Tellegen, & Waller, 1995）や6因子（Ashton & Lee, 2001），3因子（De Raad et al., 2014）であるという説や，5次元の上位に2因子（Digman, 1997 ; De Young, Peterson, & Higgins, 2002）や1因子（Rushton & Irwing, 2008）を仮定する説など，さまざまな可能性が指摘されている。パーソナリティがいくつの次元からなっているのかという問いに対しては，最大で約4,500（オールポートが見いだした特性用語の数）であり，それをどこまで要約するかに依存する問題であると言うことができるだろう。

パーソナリティの5次元は，辞書から抽出した言語を整理したものにすぎない。しかし，これらの5つの特性は，脳神経科学，行動遺伝学やゲノムワイド関連分析を用いた研究などの遺伝学，長期縦断的な疫学調査による死亡率や社会経済地位，BMI，薬物使用の予測など，現実の生活や社会との関連が見いだされてきている。

3　長所と短所

パーソナリティの5次元の意味を検討すると，神経症傾向はネガティブな意味，他の4特性についてはポジティブな意味を表しているように思われるのではないだろうか。しかし実際には，各特性は高くても低くても，良い点と悪い点が混在すると考えられている。

例えば，外向性が高いことは積極的に人とかかわったり精力的にものごとを推し進めたりする点ではよいが，刺激を求める傾向から危険な行為に走ってしまう可能性もある。それに対し外向性が低い，つまり内向的な人物は内気で対人関係から退却する傾向があるが，外部に刺激を求めなくても豊かな内的世界を楽しめ，他者に惑わされずに一人で進める作業には向いている。

開放性の高さは好奇心の強さや関心の広さにかかわるが，同時にそれは他者から見た場合に奇抜な行為と映るかもしれない。開放性の低さは保守的で頑固な特徴を示すが，それは堅実で実際的な行動であるとも言える。

協調性の高さは利他的で集団生活をうまく営むことにつながるが，無条件に他者を信用し騙されるリスクも同時に有することを意味する。協調性の低さは他者を傷つけることに無頓着になるかもしれないが，他者に先んじることが求められる競争場面ではその特徴が有利にはたらくかもしれない。

勤勉性の高さは真面目で計画に沿った堅実な行動へとつながるが，それは融通・応用の効かなさとなる場合もある。勤勉性の低さはだらしないいい加減な行為を促すかもしれないが，それは臨機応変さにも通じるものである。

そして神経症傾向の高さは，感情が不安定で抑うつや不安を感じやすいかもしれないが，それは危機を察知する警告機能としての意味ももつ。神経症傾向の低さは感情の安定をもたらすかもしれないが，それは同時に警告機能の欠如，つまり大胆不敵な行為へと導いてしまうかもしれないのである。

表8-2 は，パーソナリティの 5 つの次元それぞれが高い場合と低い場合に，それぞれどのような問題点へとつながるかをまとめたものである。ここに示さ

表8-2　パーソナリティの5次元それぞれの問題点

(Trull & Widiger, 2013 に基づき筆者作成)

特性	E 外向性	N 神経症傾向	O 開放性	A 協調性	C 勤勉性
高	刺激希求 注目欲求	不安定 無力感 抑うつ 情緒不安定	知覚異常 魔術的思考 奇行	無私無欲 服従 だまされやすい	完全主義 仕事中毒
低	冷静・冷淡 引きこもり 無快感症	恥知らず 大胆不敵	頑なさ 柔軟性欠如	無神経さ 嘘つき 他者操作	いいかげん 注意散漫 無分別

れているように，各特性は高くても低くても，それぞれが独特な問題点へ結びつく可能性を秘めている。

　以上のことは，どのようなパーソナリティがどのような環境と相互作用を起こした時に，どのような結果をもたらすかを示唆している。心理辞書的研究を行ったオールポートは，「character は personality に価値評価を付随したものであり，personality は character から価値評価を除いたものである」（Allport, 1937, p.52 を筆者訳）と述べ，人間の心理的個人差を表現する際に，望ましさや価値が付随する"character"という単語ではなく，価値が中立な"personality"という単語を用いることを提唱した。以上のことから，パーソナリティそのものに良し悪しが絶対的に付随しているのではなく，そのパーソナリティ特性が良いのか悪いのかは，あくまでもその状況下における価値判断だと考えられる。

4　現代という時代における適応

　とはいえ，現代の社会においては，神経症傾向の高さは実際に抑うつや不安から各種の精神疾患に結びつくだけでなく，心臓疾患を予測したり（Jokela, Pulkki-Raback, Elovainio, & Kivimäki, 2014），夫婦の離婚を予測したりもする（加藤，2009）。また勤勉性はやりぬく力や意志力（Duckworth, Peterson, Matthews, & Kelly, 2007）などの自己統制関連特性に関連するだけでなく，過度な飲酒や薬物使用，危険な運転などを抑制する方向にもはたらき（Bogg & Roberts, 2004），結果として勤勉性が高い者の方が低い者よりも死亡率が低い傾向を示す（Friedman et al., 1993）。この両者を組み合わせると，神経症傾向が高く勤勉性が低い傾向は薬物使用者に見られ（Terracciano, Löckenhoff, Crum, Bienvenu, & Costa, 2008），BMI も高く肥満傾向にもつながる（Sutin, Ferrucci, Zonderman, & Terracciano, 2011）ことが報告されている。

　パーソナリティの発達変化を検討した研究によれば，アメリカでも日本でも，年齢が上昇するほど協調性と勤勉性が高まる傾向が明らかにされている（川本ら，2015 ; Soto, John, Gosling, & Potter, 2011）。また自尊感情についても，思春期に低くなった平均値が成人期を通じて上昇する傾向にあることも明らかにされている（小塩・岡田・茂垣・並川・脇田, 2014 ; Robins, Trzesniewski,

Tracy, Gosling, & Potter, 2002)。これらのことは，その社会にとって望ましい特性が年齢とともに上昇する傾向にあること，そして長期間その文化の中で生活することでその文化に対するある種の適応が生じた結果であることを示唆する。

またこれまでに時代変化をメタ分析によって検討した研究では，アメリカの若者は近年になるほど自尊感情が高まっている（Gentile, Twenge, & Campbell, 2010）一方で，自己愛傾向（Twenge & Foster, 2010）や抑うつ傾向も高まる傾向にある（Twenge et al., 2010）ことが示されている。それに対して日本では，近年になるほど人々の自尊感情平均値は低下傾向にある（小塩他, 2014）。進化の観点から考えれば，ある特性が実際に生存や生殖にかかわるという状態が何世代にもわたって続けば，その特性に対して淘汰圧がかかるはずである。しかし実際には，社会の中で望ましくない特性とされる神経症傾向の高い人物や勤勉性の低い人物が，世の中からいなくなってしまうような現象が観察されるわけではない。むしろ心理特性の時代変化の研究からは，望ましいとされる特性の低下や，望ましくないとされる特性の上昇もが報告されている。

現在の社会体制は，先の大戦後長くとも数十年という短い期間継続しているだけである。人類全体の長い歴史的観点で見れば，人々のおかれた状況は社会体制の変化や天変地異，戦乱などにより大きく変化しているとも考えられる。つまり，生存に有利になるような望ましいパーソナリティ特性は，社会状況の変化に伴ってめまぐるしく変わっていくと考えられるのである。

ただし，社会状況の変化に強く合致する心理特性であれば，短期間に大きく変化する可能性もある。その代表が知能である。フリンは，知能検査が開発されて以降，その粗得点は時代とともに上昇を続けており，IQに換算するとある世代と子どもの世代の間でおおよそ10ポイント上昇するフリン効果を見いだした（Flynn, 1987, 2012）。これは，子どもを取り巻く環境の変化（知的複雑さ，教育環境の変化）や，社会に要求される能力の上昇などによって生じると考えられている。例えば，サッカーの試合がテレビ中継されるようになれば多くの子どもたちがサッカーに関心をいだくようになる。そして，高いレベルの選手の動きをアップで見たりスローモーションで見たりすることで，技術を効率的に学ぶことができるようになる。またサッカーのゲームがリアルなものになれば，

個々の選手の動きだけでなくフィールド全体の選手の動きも理解しやすくなるかもしれない。そしてこれらが現実の競技に反映すれば，求められるサッカーの技術レベルは高まり，さらに皆がその技術レベルに追いつこうとする。結果的に，一世代が経過する中で，サッカーの平均的な技術やそこで求められる能力は大きく向上することになる。

ただしこの例においても，サッカーの能力はサッカー選手となることに高い価値がおかれる状況下においてのみ，価値をもつ。プロ野球全盛期である昭和30～40年代におけるサッカー能力と，Jリーグやワールドカップが盛り上がりを見せる平成20年代におけるサッカー能力は，同じ能力であっても意味合いが大きく異なる。同じように，社会の中で不言実行を良しとする時代とコミュニケーション能力が重視される時代とを比較すれば，同じ外向性というパーソナリティ次元に置かれる価値は，当然異なってくると考えられるのである。

5　ポジティブな変化

PTGが意味する「人間としての成長」というフレーズの中にある，「パーソナリティの変化」とは何だろうか。それは言葉を添えれば，ポジティブな方向へのパーソナリティの変化といったものであろう。

ただしここまでに見てきたように，パーソナリティの良し悪しはあくまでも，特定の状況下でその特性が何をもたらすかに依存する問題だと言える。言語を整理するところから始まってパーソナリティの5因子モデルに至り，各パーソナリティ特性が注目されるようになった背景には，それらが現実社会に関連し，さまざまな結果を予測することが示されたからである。

ここでいう「結果」の中で，我々にとって究極的なものとは一体何であろうか。その1つは「生死」である。死を避けるという問題は，人間にとって1つの究極的な目的だと言えるだろう。そして身体的な病理や健康も生死に対して強い影響をもたらす要因となることから，我々にとっては重大な関心事となる。さらに精神的な病理や健康も，結果として生命を奪う可能性を高める要因となる。これらのことから，身体的健康と精神的健康はいずれも生死に近い位置にある要因であり，生死を裏づけとして価値が認められる要因だと考えることができる。

さて1990年代終わりごろから，それまで精神的不健康の克服に焦点を当てきた心理学に対し，より健康な特性を扱うポジティブ心理学に注目が集まり，21世紀に入って以降，それは大きな心理学のムーブメントとなっていった（Seligman & Csikszentmihalyi, 2000）。たとえポジティブ心理学の影響を直接的に受けていない心理学者であっても，自尊感情や楽観性，ウエルビーイング（well-being）など，それ以前ではあまり研究の対象とはなっていなかったポジティブ方向の特性を研究の中に組み込む機会は格段に増加した。そしてその動きは，それまでオールポートの伝統を引き継いで「良し悪し」の判断を避けてきたパーソナリティ心理学にも影響を与えてきた。例えばポジティブな感情を生起させやすい外向性の高さ，情緒的な安定をもたらす神経症傾向の低さ，集団生活の安定をもたらす協調性の高さ，自己制御へとつながる勤勉性の高さ，創造性や知能にかかわる開放性の高さは，現在の先進諸国の社会においては「良いもの」とされる傾向にある。なぜなら，それらのパーソナリティの方向性がその社会における「良い結果」とされるものを導くと考えられているからである。
　また近年，ノーベル経済学賞受賞者であるヘックマンが，知能以外のパーソナリティ特性を非認知特性と呼び，人生上の成功をもたらす重要な要因として取り上げたことから，これらのパーソナリティ特性は経済学分野でも注目を集めるようになっている（Heckman, 2013　古草訳　2015；中室, 2015）。しかし何度も繰り返すが，何が良いとされるかが時代によって変わる以上，そのパーソナリティの良し悪しの方向性は絶対的・普遍的なものとは言えないのである。

6　変化

　「パーソナリティが変化する」というときにイメージするのは，平均値の変化であろう。しかし，パーソナリティの変化はそれだけではない。
　パーソナリティ発達の文脈では，次に示す4つの変化に注目することが多い（Robins, Fraley, Roberts, & Trzesniewski, 2001）。第1に，平均レベルの変化である。これは時間経過に伴って，ある特性について集団の平均値が変化していくことである。年齢ととともに平均身長が増加していくこともこの変化に相当する。第2に，順位の変化である。これは，個人差の順位が時間の経過に伴っ

て変化するかどうかという観点である。集団の平均値が変化しなくても、集団内で個々人の特性が上昇したり下降したりすることがある。このような変化が観察される場合は、成熟や経験が個々人に異なる影響をもたらすことを示唆する。第3に、構造の変化である。これは、特性間の関係のあり方が、時間を経て変化する可能性である。例えば、児童期には関連が生じなかったあるパーソナリティと態度との関連が、青年期には生じてくることが観察されるかもしれない。そして第4に、イプサティブ（ipsative）な変化である。これは、集団ではなく個人のパーソナリティ構造が変化するかどうかという観点である。例えば、複数のパーソナリティ特性の個人プロフィールを比較し、変化を記述することがこれにあたる。

「ポジティブなパーソナリティの変化」といった場合、平均レベルの変化だけを問題にしてはいないだろうか。しかし他の変化を考慮することで、変化のあり方そのものを、より多様に描き出すことができるかもしれない。

7 最後に

本稿では、パーソナリティの歴史と意味に焦点を当てて、PTGに伴うパーソナリティの変化が何を意味するのかを考えてきた。重要な観点は2つある。

第1に、パーソナリティの変化そのものを最終的な目的とせず、パーソナリティが変化することでその先に何がもたらされるのかを考えることである。そのようなとらえ方をしていれば、何が望ましいパーソナリティなのかを固定的に考える必要はなくなるのではないだろうか。

第2に、どのようなパーソナリティであったとしても、必ず良い点と悪い点の双方が存在するという考えを捨てないことである。それはたとえどれだけポジティブな、どれだけネガティブな特性であったとしてもである。例えば、マキャベリアニズム・自己愛・サイコパスからなるダークトライアド（Dark Triad）は、いずれも共感性が低く他者を操作するネガティブな意味合いをもつパーソナリティ特性である（Paulhus & Williams, 2002；田村・小塩・田中・増井・カール, 2015）。このようなネガティブな意味合いのパーソナリティ特性であるが、異性には魅力的に映ったり、特定の職業では成功につながったりす

る可能性もある。そしてそのようなメリットがあるからこそ，ダークトライアドのようなネガティブな特性も集団内で失われずに一定程度維持されていると考えられるのである。

　これらはいずれも，パーソナリティだけを見るのではなくその個人を取り巻く周辺や将来を見ることの重要性を強調する。こういった問題を考える場合には，俯瞰した見方を保つことが重要である。

文献

Almagor, M., Tellegen, A., & Waller, N. G. (1995). A cross-cultural replication and further exploration of the basic dimensions of natural language trait descriptions. *Journal of Personality and Social Psychology*, **69**, 300-307.

Allport, G.W. & Odbert, H.S. (1936). Trait-names: A psycholexical study. *Psychological Monographs*, **47**, No.211.

Allport, G. W. (1937). *Personality: A psychological interpretation*. New York: Henry Holt & Company.

青木孝悦（1971）．性格表現用語の心理―辞典的研究―455 語の選択，分類および望ましさの評定――　心理学研究, 42, 87-91.

Ashton, M. C. & Lee, K. (2001). A theoretical basis for the major dimension of personality. *European Journal of Personality*, **15**, 327-353.

Bogg, T., & Roberts, B. W. (2004). Conscientiousness and health-related behaviors: A meta-analysis of the leading behavioral contributors to mortality. *Psychological Bulletin*, **130**, 887-919.

Cattell, R. B. (1956). Second-order personality factors in the questionnaire realm. *Journal of Consulting Psychology*, **20**, 411- 418.

Costa, P. T., Jr., & McCrae, R. R. (1992). *Revised NEO Personality Inventory (NEO-PI-R) and NEO Five-Factor Inventory (NEO-FFI) professional manual*. Odessa, FL: Psychological Assessment Resources.

De Raad, B., Barelds, D. P. H., Timmerman, M. E., Roover, K. D., Mlačić, B., & Church, A. T. (2014). Towards a pan-cultural personality structure: Input from 11 psycholexical studies. *European Journal of Personality*, **28**, 497-510.

De Young, C. G., Peterson, J. B., & Higgins, D. M. (2002).Higher-order factors of the BigFive predict conformity:Are there neuroses of health? *Personality and Individual Differences*, **33**, 533-552.

Digman, J. M. (1997). Higher-order factors of the Big Five. *Journal of Personality and Social Psychology*, **73**, 1246-1256.

Duckworth, A. L., Peterson, C., Matthews, M. D., & Kelly, D. R. (2007). Grit: Perseverance and passion for long-term goals. *Journal of Personality and Social Psychology*, **92**, 1087-1101.

Eysenck, H. J. (1967). *The biological basis of personality*. Spring field, Illinois: Charles C. Thomas Publisher. (アイゼンク, H. J. 梅津耕作・祐宗省三・山内光哉・井上　厚・羽生義正・中森正純・篁　一誠・伊藤春生・平出彦仁(訳) (1973). 人格の構造　岩崎学術出版社)

Flynn, J. R. (1987). Massive IQ gains in 14 nations: What IQ tests really measure. *Psychological Bulletin*, **101**, 171-191.

Flynn, J. R. (2012). *Are we getting smarter? Rising IQ in the twenty-first century*. Cambridge: Cambridge University Press. (ジェームズ・R・フリン　水田賢政（訳）(2015). なぜ人類の IQ は上がり続けているのか？――人種，性別，老化と知能指数　太田出版)

Friedman, H. S., Tucker, J. S., Tomlinson-Keasey, C., Schwarts, J. E., Wingard, D. L., & Criqui, M. H. (1993). Does childhood personality predict longevity? *Journal of Personality and Social Psychology*, **65**, 176-185.

Galton, F. (1884). Measurement of character. *Fortnightly Review*, **36**, 179-185.

Gentile, B., Twenge, J. M., & Campbell, W. K. (2010). Birth cohot differences in self-esteem, 1988-2008: A cross-temporal meta-analysis. *Review of General Psychology*, **14**, 261-268.

Goldberg, L. R. (1990). An altanertive "Description of Personality": The Big-Five structure. *Journal of Personality and Social Psychology*, **59**, 1216-1229.

Guilford, J. P. (1975). Factors of factors of personality. *Psychological Bulletin*, 82, 802-814.

Heckman, J. J. (2013). *Giving kids fair chance*. Cambridge, MA:The MIT Press(ジェームズ・J・ヘックマン　古草秀子（訳）(2015). 幼児教育の経済学　東洋経済新報社)

Jokela, M., Pulkki-Raback, L., Elovainio, M., & Kivimäki, M. (2014) Personality traits as risk factors for stroke and coronary heart disease mortality: Pooled analysis of three cohort studies. *Journal of Behavioral Medicine*, **37**, 881-889.

加藤　司 (2009). 離婚の心理学――パートナーを失う原因とその対処　ナカニシヤ出版

川本哲也・小塩真司・阿部晋吾・坪田祐基・平島太郎・伊藤大幸・谷　伊織 (2015). ビッグ・ファイブ・パーソナリティ特性の年齢差と性差――大規模横断調査による検討――　発達心理学研究, 26, 107-122.

古浦一郎 (1952). 特性名辞の研究――その System を中心として――　古賀先生還

暦記念心理学論文集　広島大学心理学教室, 197-206.
Kretschmer, E. (1921). *Körperbau und charakter: Untersuchungen zum konstitutionsproblem und zur lehre von den temperamenten.* Berlin: Springer.（クレッチマー, E. 斎藤良象（訳）（1944）．体格と性格　肇書房）
村上宣寛（2002）．基本的な性格表現用語の収集　性格心理学研究, **11**, 35-49.
村上宣寛（2003）．日本語におけるビッグ・ファイブとその心理測定的条件　性格心理学研究, **11**, 70-85.
中室牧子（2015）．「学力」の経済学　ディスカヴァー・トゥエンティワン
小塩真司（2014）．Progress & Application　パーソナリティ心理学　サイエンス社
小塩真司・岡田　涼・茂垣まどか・並川　努・脇田貴文（2014）．自尊感情平均値に及ぼす年齢と調査年の影響——Rosenbergの自尊感情尺度日本語版のメタ分析——　教育心理学研究, **62**, 273-282.
Paulhus, D. L., & Williams, K. M. (2002). The Dark Triad of personality: Narcissism, Machiavellianism, and psychopathy. *Journal of Research in Personality*, **36**, 556-563.
Robins, R. W., Fraley, R. C., Roberts, B. W., & Trzesniewski, K. H. (2001). A longitudinal study of personality change in young adulthood. *Journal of Personality*, **69**, 617-640.
Robins, R. W., Trzesniewski, K. H., Tracy, J. L., Gosling, S. D., & Potter, J. (2002). Global self-esteem across the life span. *Psychology and Aging*, **17**, 423-434.
Rushton, J. P. & Irwing, P. (2008). A general factor of personality (GFP) from two meta-analysis of the Big Five: Digman (1997) and Mount, Barrick, Scullen, and Rounds (2005). *Personality and Individual Differences*, **45**, 679-683.
Seligman, M. E. P., & Csikszentmihalyi, M. (2000). Positive psychology: An introduction. *American Psychologist*, **55**, 5-14.
Soto, C. J., John, O. P., Gosling, S. D., & Potter, J. (2011). Age differences in personality traits from 10 to 65: Big Five domains and facets in a large cross-sectional sample. *Journal of Personality and Social Psychology*, **100**, 330-348.
Sutin, A. R., Ferrucci, L., Zonderman, A. B., & Terracciano, A. (2011). Personality and obesity across the life span. *Journal of Personality and Social Psychology*, **101**, 579-592.
田村紋女・小塩真司・田中圭介・増井啓太・ジョナソン ピーター カール（2015）．日本語版Dark Triad Dirty Dozen（DTDD-J）作成の試み　パーソナリティ研究, **24**, 26-37.
テオプラストス　森　進一（訳）（2003）．人さまざま　岩波書店
Terracciano, A., Löckenhoff, C. E., Crum, R. M., Bienvenu, O. J., & Costa, Jr., P. T. (2008). Five-factor model of personality profiles of drug users. *BMC Psychiatry*, **8**.

doi:10.1186/1471-244X-8-22

Trull, T. J., & Widiger, T. A. (2013). Dimensions models of personality: The five-factor model and the DSM-5. *Dialogues in Clinical Neuroscience*, **15**, 135-146.

Twenge, J. M., & Foster, J. D. (2010). Birth cohot increases in narcissistic personality traits among American college students, 1982-2009. *Social Psychological and Personality Science*, **1**, 99-106.

Twenge, J. M., Gentile, B., DeWall, C. N., Ma, D., Lacefield, K., & Schurtz, D. R. (2010). Birth cohot increases in psychopathology among young Americans, 1938-2007: A cross-temporal meta-analysis of the MMPI. *Clinical Psychology Review*, **30**, 145-154.

‥コラム‥

交通外傷後の PTG　　　　　　　　　　西　大輔

　PTG は「肯定的変容体験」という定義から，レジリエンスとつながりの深い概念と考えることができる。しかし一方で，もともとレジリエンスが高い人は逆境でも内的世界を揺さぶられることが少ないため，PTG を経験しにくいと考えられることも指摘されている（Tedeschi & Calhoun, 1995）。こういったことから筆者は PTG とレジリエンスの関係，特に PTG の 5 つの因子がそれぞれどのようにレジリエンスと関係しているかに関心をもち，いくつかの研究を行ってきた。本稿では，交通外傷患者を対象に行った研究について紹介したい。

　交通事故は一般人が日常生活の中で遭遇しうる外傷的出来事のなかで，最も頻度の高いものである。わが国における交通事故は以前に比べれば大幅に減少しているが，それでもいまだに年間70万人以上が交通事故によって負傷している（警察庁，2014）。そこで筆者らは，交通事故によって身体外傷を負い救急病院に搬送された方々を対象とした前向きコホート研究を行い，事故後18カ月後に，PTGの 5 つの因子と PTSD 症状およびレジリエンスとの関係について調べた。

　初回調査に参加した 300 人の交通外傷患者のうち，118 人が 18 カ月後の追跡調査に参加した。解析の結果，PTG の 5 因子のうち，「精神性的な変容」と「人生に対する感謝」は PTSD 症状との関連が認められ，「人間としての強さ」「他者との関係」「新たな可能性」は PTSD 症状ではなくレジリエンスとの関連があることを報告した（Nishi, Matsuoka, Kim, 2010）。また，患者が周トラウマ期（事故の最中とその直後の時期）に感じた苦痛の強さが，事故 18 カ月後の「生命および人生に対する感謝」を比較的強く予測し，「他者との関係」と「精神性的変容」も予測するものの，「新たな可能性」と「人間としての強さ」はほとんど予測しないことも報告した（Nishi, Usuki, & Matsuoka, 2012）。

　PTG は「危機の結果生じた肯定的変容体験」である。ただ，交通外傷患者の場合，「人間としての強さ」「他者との関係」「新たな可能性」について肯定的変容体験と考えることにあまり異論はないと思われるものの，PTSD 症状と併存する「精神性的変容」「生命および人生に対する感謝」については「肯定的」な体験と考えてよいのか，そもそも何をもって「肯定的」とするのか，さらに議論が必要

かもしれない。

　また，周トラウマ期の苦痛の強さを「危機」ととらえてもよいとすれば，交通外傷患者の場合は「人生に対する感謝」「他者との関係」「精神性的な変容」は危機の結果として生じていたが，「人間としての強さ」「新たな可能性」についてはそれほど強い危機を経験しなくても生じうると考えられる。

　これらの結果からは，交通外傷患者において「危機の結果生じた肯定的変容体験」というPTGの定義に最もよく当てはまるのは「他者との関係」と考えることが可能である。これは，つらいリハビリを通して他の患者と深い交流をもつようになる交通外傷患者が一定の割合で存在することが影響しているかもしれない。また，「危機」や精神症状との直接的な関連が高くない「人間としての強さ」や「新たな可能性」に関しては，患者との会話のなかで治療者のほうから話題として取り上げても害になることが比較的少ないかもしれない。逆に患者のほうから「人生に対する感謝」や「精神性的な変容」を話題に取り上げたときには，背景に精神的苦痛が共存している可能性を常に考えておいたほうがよいと思われる。

　PTGとレジリエンスとの関係は，時期によっても異なってくる可能性がある。例えば，外傷的出来事を経験した直後のレジリエンスはその後のPTGを予測せず，出来事から長期間が経過した後にはPTGを体験したことでレジリエンスが高まり，両者が正相関しやすくなるということもあるかもしれない。

　今後は，このような縦断研究や，交通外傷患者以外のさまざまな外傷的出来事を経験した対象集団について研究を進めていくことで，PTGとレジリエンスについて新たな知見が得られるのではないかと考える。

文献

警察庁. (2014). 平成27年警察白書

Nishi D, Matsuoka Y, & Kim Y. (2010). Posttraumatic growth, posttraumatic stress disorder and resilience of motor vehicle accident survivors. *Biopsychosocial Medicine*. 4(1).7.

Nishi D, Usuki M, & Matsuoka Y. (2012). Peritraumatic distress in accident survivors: An indicator for posttraumatic stress, Depressive and anxiety symptoms, and posttraumatic growth. In: Ovuga E, (Ed.) *Post Traumatic Stress Disorders in a Global Context: InTech*, pp. 97-112.

Tedeschi R.G, & Calhoun L.G. (1995). *Trauma and transformation: Growing in the agtermath of suffering*. Thousand Oaks, CA: Sage.

・・コラム・・

思春期のPTGとレジリエンス　　　　　　　　　平野真理

　思春期をはじめとしたライフサイクルの早い段階にある人々を対象とした研究においては，PTGのように，深刻なライフイベントや傷つきの体験を今までとこれからの人生の中にじっくりと意味づけていくような適応の研究だけでなく，より日常的なストレスも含めたさまざまなリスク状況に，すばやく対処し回復することに焦点をあてたレジリエンスの視点から研究が盛んに行われている。それは，10代という時期において，心身と環境，そして環境の中で達成すべきとされる課題がめまぐるしく変化し，そのひとつひとつに彼らが迅速に適応していくことが求められていることと関係があるだろう。

　近年の研究では，PTGやレジリエンス研究で扱われてきたような特別な危機やリスク状況（死別や貧困など）に対処できる力と，各年代においてすべての人が直面する「発達の危機」を乗り越えて発達課題を達成できる力には重なる部分が多いことが指摘されている（Svetina, 2014）。エリクソン（Erikson, 1959）のライフサイクル論によれば，思春期を含む学童期の危機はindustry vs. inferiority（勤勉性対劣等感）であり，この時期には学校の中で教師によく同一化し，目の前の作業や勉学に対して自分が成し遂げられるという感覚をもって取り組み続けられるかどうかが「危機」とされる。一方で，レジリエンス研究の文脈でこの時期のリスク状況として挙げられているものには，学業不振，学校不適応，暴力行動，薬物濫用，10代の妊娠などがあり（Zolkoski & Bullock, 2012），これらの状況を乗り越えていける若者がレジリエントだとされている。これらのリスク状況はまさに学校社会への順応という発達課題と結びついている。

　現代日本においては，必ずしも勉学によく取り組めることだけが理想とされるわけではなく，人間関係をうまくもてるようなコミュニケーション力の方が重要な課題であるとも言えるかもしれない。教師からよりも友人からの評価懸念の方が適応に影響するという報告もある（臼倉・濱口，2015）。筆者が中高生を対象に，各学年の生徒がどのようなレジリエンス要因（レジリエンスを導く要素）を有する傾向があるかについて調査したところ，男子については，中学入学直後は自己コントロール感や社交性についての得点が高いもののその後は低下する傾向

が見られ，女子については，男子に比べて他者の気持ちを理解することに関する得点が高いというように，思春期の特徴を反映するような結果が示された（平野，2013）。時代とともに，理想とされる若者像は変化してゆくが，それと同時に若者にとっては，その時代の中でその時期に求められる能力を反映した発達課題を達成できる力がレジリエンシーとなる。もちろんそれは10代の若者に限ったことではない。青年期には青年期の，成人期には成人期の発達課題，すなわち「いま」社会的に求められる能力があり，そのような意味で，発達の危機に対するレジリエンスは非常に流動的なものだと考えられる。

しかし，個々人によってある程度多様な適応のかたちが認められるようになる青年後期や成人期に比べて，学童期のような早期の発達の危機においては，適応的とされるあり方の幅が狭い。例えば，その子が劣等感という危機を乗り越えるための道であるならば，非行行動もある種の適応だと考えることができるが（Ungar, 2006），社会がそれを適応的だと認めることはないだろう。学校社会という統制された場の中で生きる思春期の人々にとって，自由でありかつ許容され得る適応のあり方を多様にイメージすることは難しく，ともすれば逃げ場がなくなりやすい。一方で，きっかけや刺激によって考え方が容易に変化しやすいのもこの年代の特徴である。多様な考えをもつ他者や，多様な生き方をする大人とのやりとりの中で，世界を拡げるような体験が重要となるであろう。

文献

Erikson, E.H. (1959). *Identity and the life cycle.* New York: International Universities Press.
平野真理（2013）．中高生における資質的・獲得的要因の様相――学年差と性差の検討―― 日本教育心理学会第55回総会発表論文集, 168.
Svetina, M. (2014). Resilience in the context of Erikson's theory of human development. *Current Psychology,* **33**, 393-404.
Ungar, M. (2006). *Strengths-based counseling with at-risk youth.* California: Corwin Press.
臼倉瞳・濱口佳和（2015）．小学校高学年および中学生における対象別評価懸念と適応との関連 教育心理学研究, **63**, 85-101.
Zolkoski, S.M., & Bullock, L.M. (2012). Resilience in children and youth: A review. *Children and Youth Service Review,* **34**, 2295-2303.

第9章 存在脅威管理理論（terror management theory）から見たPTG

脇本竜太郎

　存在脅威管理理論（terror management theory；Greenberg, Pyszczynski, & Solomon, 1986，以下TMTと略記）は，自分の死が不可避であるという認識から生まれる恐怖（存在論的恐怖）への対処という観点から，人間の社会的行動を説明しようとする社会心理学の理論である。同理論に基づく研究は，存在論的恐怖を喚起する操作（Mortality Salience操作）が，実に多様な行動の変化を生じさせることを示している（脇本, 2012）。一方，PTG研究においても，自分自身の死の予期や重要な他者との死別といった死に関するイベントは，成長のきっかけとなる事象の1つとして重要な位置を与えられている。そして，そのような出来事を経験した人々の変化や成長に関する知見が蓄積されている。

　TMTとPTGの関心は極めて近いと思われるのだが，驚くことに両理論の間で交流はほとんど行われていない。TMTを専門とする著者としては，現状は非常に惜しいもので，2つの理論は，恐怖や脅威に対処する人間の姿をよりよく理解するために相互に知見を補完することができると考えている。TMTの提唱から30年，PTG研究が20年という節目にあたり，本章では両理論の類似点と相違点を整理したうえで，両者をいかに関連づけるかについて考えたい。まず，第1節ではTMTの基本的枠組みについて概説する。続く第2節ではTMTの主要な知見について紹介する。第3節では，TMTとPTGの主要な類似点と相違点について論じる。その内容に基づいて第4節では，両者をいかに

接続するか，また接続することによってどのような示唆が得られるかについて論じる。

1　TMT概説

(1)　存在論的恐怖

　理論の説明に入る前に，存在論的恐怖の定義を明確にしておきたい。冒頭で述べたとおり，存在論的恐怖とは自分がいつか必ず死んでしまうという認識から生じる恐怖である。重要なのはこの「いつか必ず」という部分である。死の恐怖というと，車にひかれそうになったり，高いところから落ちそうになったりしたときに感じる，眼前に迫った死の危険に対するものを思い浮かべるかもしれない。しかし，存在論的恐怖はそれとは異なるものである。まず，眼前に迫った死の恐怖については有効な対処を行うことで解決できる可能性があるが，死が不可避である以上，存在論的恐怖は直接的には解決不可能である。また，恐怖一般は多くの動物に共通すると考えられる一次感情であるが，存在論的恐怖は人間特有だと考えられる。自分がいつか必ず死んでしまうことを認識するためには，自己意識と，時間や空間を越えて推論する高度な認知能力が必要だからである。

　前述のとおり，存在論的恐怖は直接的には解決不可能である。しかしながら，我々は日々存在論的恐怖に脅かされているわけでもなければ，冷静に死について語り合うこともある。これは，我々が存在論的恐怖を管理する心的メカニズムをもっているからだ，とTMTでは考えている。

(2)　存在論的恐怖を緩衝する文化的不安緩衝装置
　　　　――文化的世界観，自尊感情

　存在論的恐怖を管理する心的メカニズムを文化的不安緩衝装置（cultural anxiety buffer）という。「文化」という言葉にいささか唐突な印象を受ける人もいるかもしれないが，これはTMTが文化的世界観（cultural worldview）をこのメカニズムの核と考えているためである。文化的世界観とは，集団内で

ある程度共有された価値体系のことを指す。政治的思想や宗教といったものは文化的世界観の例である。

　文化的世界観は，いくつかの経路で存在論的恐怖を緩衝する。まず，文化的世界観は世界に意味や秩序，行動のガイドラインを与えることで，死にかかわる予測不可能性を一定程度緩和する。次に，文化的世界観は，人間の存在に社会的な役割や意味を与えてくれる。このことで，死を想起させ得る自己の動物性や身体性から目を逸らすことが可能になる。

　文化的世界観のはたらきで特に重要なのが不死概念を与えるという点である。不死概念とは不死に関する信念であり，大きく2種類に分類することができる（Solomon, Greenberg, & Pyszczynski, 1991）。1つは直接的不死（literal immortality）と呼ばれる，死後にも自分の人生が続くという信念である。例えば，天国，極楽浄土や輪廻転生といった発想は直接的不死に含まれる。他方の象徴的不死（symbolic immortality）は，死後に自分の一部が，自分にかかわりのある事物の中に残るという信念である。作品や業績の中に自分が生き続けるという発想がこれにあたる。フロリアンとミクリンサー（Florian & Mikulincer, 1998）は，これら不死概念を強く信じている人ほど，死について感じる恐怖が弱いことを報告している。

　もっとも，ある文化の成員全員が象徴的不死を享受できるわけではない。象徴的不死の恩恵を得るためには，その文化的世界観の価値基準に従うことが必要だからである。例えば，多くの宗教が，現世で善行を積むことを天国に至る要件と位置づけている。また，後世に残るような作品や業績も当該文化の価値基準に照らして望ましいものだと考えられる。象徴的不死によって存在論的恐怖を緩衝するためには，自分が文化的世界観の価値基準を満たした，ふさわしい存在であるという自覚も必要となるのである。TMTは，この自覚こそが自尊感情であると主張している。

　このように，TMTでは，文化的世界観と自尊感情を文化的不安緩衝装置として位置づけている。そして，この理論的想定から，文化的世界観への信頼や自尊感情が強化されている場合には存在論的恐怖が低減される（文化的不安緩衝装置仮説），存在論的恐怖が顕現化したときには，文化的世界観や自尊感情を高揚したり防衛したりする反応（象徴的防衛）が生じる（存在脅威顕現化仮

説）という2つの基本仮説が導かれる。次節では、これら仮説に沿って行われた研究を紹介する。

2 TMTの知見

(1) 文化的世界観防衛

　TMTに基づく研究で最も盛んに検討されてきたのは文化的世界観防衛反応であり、その中でも最も関心を集めたのは外集団排斥である。文化的世界観の正当性や妥当性は、客観的に定義したり測定したりできるものではなく、より多くの人が信じているということ、つまりは社会的合意によって主観的に担保されるものに過ぎない。それゆえ、異なる文化的世界観を保持しそれに従う外集団成員は、存在するだけで自身の文化的世界観への脅威と感じられてしまうのである（Greenberg et al., 1986）。それゆえ、存在論的恐怖によって文化的世界観を維持・防衛する必要性が高まると、外集団排斥が生じてしまうのである。
　実際に、存在論的恐怖が喚起されると、自分の政治的立場を批判する者に対する攻撃が強まる（McGregor et al., 1998）、キリスト教徒がユダヤ教徒を否定的に評価するようになる（Greenberg et al., 1990）といった外集団排斥反応が生じることが示されている。また、グリーンバーグら（Greenberg, Schimel, Martens, Solomon, & Pyszczynski, 2001）は、存在論的恐怖が内集団の差別主義者への態度を寛容にしてしまうことを報告している。差別主義者を容認することは、間接的な外集団排斥とみなすことができる。
　死を意識させるような現実の出来事も、外集団排斥反応を生じさせる。ランドーら（Landau, Solomon, Greenberg, Cohen, & Pyszczynski, 2004）は、9.11テロについて想起することが、アメリカ人のジョージ・W・ブッシュ大統領（当時）と、彼の強硬な対テロ対策への支持を高めることを示している。このように、文化的世界観防衛に関する研究は、存在論的恐怖という根源的問題が、集団間葛藤を助長するような態度や行動を惹起してしまうという悩ましい事態を明らかにしているのである。

(2) 自尊感情希求

　文化的世界観防衛に関するものほど多くはないが，自尊感情についても一定の研究が行われている。グリーンバーグとソロモンら(Greenberg et al., 1992)は，自尊感情が特性的に高い者，また状態的に高められた者は，死を連想させるような映像を視聴した場合に，死の不安をより経験しにくいことを報告している。これは文化的不安緩衝装置仮説を支持する知見である。

　存在論的恐怖が自尊感情希求反応に及ぼす影響についても，いくつか検討が行われている。ミクリンサーとフロリアン（Mikulincer & Florian, 2002）は，成功を能力など自己の内側にある要因に，失敗を課題の困難度や運の悪さなど自己の外にある要因に求める都合のよい帰属（セルフサービングバイアス）が存在論的恐怖によって強まることを報告している。マンデルとハイネ（Mandel & Heine, 1999）は，存在論的恐怖が自尊感情を高めるような高地位商品（高級腕時計や高級車）への興味を強めることを報告している。

　存在論的恐怖の影響は，前述のような個人的な自尊感情希求のみならず，集団所属を通した間接的な自尊感情希求にも及ぶ。ディシェーヌとヤンセンら（Dechesne, Janssen, & van Knippenberg, 2000）は，自分の大学が批判された場合の大学生の反応に着目している。他の大学に移籍することが困難だという文章を読んだ学生は，存在論的恐怖が喚起されると批判者を攻撃し，大学への帰属感を維持していた。一方，他大学への移籍が容易だという文章を読んだ学生は，批判者を攻撃せず，大学への帰属感を低下させていた。これは，存在論的恐怖に直面した人々が，戦略的に自尊感情を追求していることを示している。

　自尊感情希求は文化的世界観防衛反応ほどの否定的帰結を伴わないように思われるかもしれないが，実際はそうではない。自尊感情希求そのものが自律性や学習，関係性に悪影響を及ぼすことがすでに指摘されている（Crocker & Park, 2004）。TMT研究の文脈でも，危険な行為から自尊感情を得ている場合，存在論的恐怖によってそのような行為を誘発してしまう可能性がある。トーブマン ベン-アリら（Taubman Ben-Ari, Florian, & Mikulincer, 1999）は，運転に自尊感情をもつ者は，存在論的恐怖を意識したあとに危険運転傾向を強めることを報告している。間接的自尊感情希求については内集団バイアスに結びつ

くという問題がある。例えば，存在論的恐怖を喚起したあとで自動車会社の自動車事故についての責任をたずねると，その企業が自国の企業である場合よりも外国の企業である場合に，責任がより重いと判断されることが報告されている（Nelson, Moore, Olivetti, & Scott, 1997）。

(3) 成長的側面と，暗黒面を乗り越える方法への着目

　初期から中期にかけてのTMT研究は，上述のように，存在論的恐怖の影響の暗黒面を明らかにしてきたと言える。この時期の研究だけを見れば，TMTは存在論的恐怖に翻弄される脆弱な人間の姿を描いているように見えるかもしれない。そのことが，成長の可能性を注視してきたPTG研究との交流が進まなかった一因でもあるだろう。

　しかしながら，2000年ごろを境にTMT側でも人間の成長的側面に焦点を当てた研究がなされるようになっている。そのような動きの代表的なものの1つが，関係希求反応についての研究である。ミクリンサーら（Mikulincer, Florian, & Hirschberger, 2003）は，親密な対人関係には不安一般を低減する機能とは別に，特に存在論的恐怖を軽減する機能があると主張している。その根拠の1つは，他者の存在が血のつながりや関係性への自己拡張，また記憶に残るという形での象徴的不死を与え得るという点である。恋人との別れ（Mikulincer, Florian, Birnbaum, & Malishkevich, 2002）を想像すると死関連思考が思い浮かびやすくなるという知見は，ミクリンサーらの主張と整合するものである。

　存在論的恐怖が，親密な関係の形成や維持に影響を及ぼすことも示されている。存在論的恐怖が喚起されると，配偶者に求める基準を妥協する意図が強まり（Hirschberger, Florian, & Mikulincer, 2002），実験的なお見合い場面において異性の魅力を高く評価するようになり（Smieja, Kalaska, & Adamczyk, 2006），恋人との関係の継続意図が高まる（Florian, Mikulincer, & Hirschberger, 2002）。また，存在論的恐怖を意識すると，親（Cox et al., 2008）や親友（Wakimoto, 2011）との肯定的記憶がより身近に感じられるようになる。親密な他者との肯定的記憶を身近に感じることは，その他者との関係継続の意図を高めると考えられる。

　さらに，文化的世界観防衛反応の否定的帰結，つまり外集団排斥を乗り越え

る方法についての研究も行われ始めている。実は，研究初期においてもグリーバーグとサイモンら（Greenberg, Simon, Pyszczynski, Solomon, & Chatel, 1992）が，寛容さを重要な価値だと考えている人，あるいは一時的に寛容であることの重要さについて考えた人たちでは，存在論的恐怖が外集団排斥を強めないことを報告していたのだが，負の影響に注目が集まる中，寛容さの価値についての研究はしばらく行われることがなかった。近年，ロスチャイルドら（Rothschild, Abdollahi, & Pyszczynski, 2009）が，特に宗教的な寛容さや慈悲についての教義に着目した検討を行っている。彼らの実験では，外集団への否定的態度を強めやすい宗教的原理主義傾向の強い人々は，存在論的恐怖が喚起されると，敵国への武力行使をより強く支持するようになっていた。しかし，寛容さや慈悲についての教義を事前に意識している場合には，存在論的恐怖が喚起されることで武力行使への支持がむしろ弱くなっていた。

集団間葛藤を解決するために，内集団と外集団を1つの集団として意識させる方法（再カテゴリ化）が一定の効果をもつことが知られている。モティールら（Motyl et al., 2011）は，アメリカ人を対象とした，存在論的恐怖がアラブ人に対する潜在的偏見（自覚を伴わない偏見）に及ぼす影響の研究で，再カテゴリ化の効果を検証している。具体的には，さまざまな文化の人々が家族と一緒に過ごす様子の写真を提示し，自分自身と他の文化で暮らす人々との共通性を意識させた場合には，存在論的恐怖が潜在的偏見を強めないことを報告している。異なる文化の人々であっても，共通性が意識されれば，もはや排斥の対象ではなくなるのである。

3　TMTとPTGの類似点と相違点

(1)　TMTとPTGの類似点

前節後半部分で述べたように，近年のTMT研究は，人が必ずしも存在論的恐怖の負の影響に翻弄されているわけではなく，その影響を抑えたり，肯定的な在りかたで対処したりすることができることを示している。つまり，TMTとPTGは，重大な苦痛をもたらす事象が成長につながる反応を引き出し得る

という視点を共有していると言える。

　その他にも，TMTとPTGにはいくつか共通する点や類似している点を指摘できる。まず，文化的世界観を鍵概念としている点である。TMTにおいて文化的世界観は存在論的恐怖を緩和する重要な役割を担っている。PTGにおいても，行動の指針となり，物事の因果の理解を助け，意味や目的の感覚を与えるような信念の体系を人々がもつことが想定されている（Tedeschi & Calhoun, 2004）。この信念の体系はまさにTMTのいう文化的世界観である。両理論は，人間が恐怖に脅かされず，生産的に活動するために文化的世界観の機能が必要であると考えている点で共通している。

　困難な経験の影響が及ぶ領域についても，両理論に類似が見られる。TMTに基づく研究では，存在論的恐怖により文化的世界観，自尊感情，そして関係性への希求が生じることが示されている。一方，PTGを測定するための質問紙（PTGI：Posttraumatic Growth Inventory；Tedeschi & Calhoun, 1996）では，成長の領域として他者との関係の肯定的変化，新たな可能性，人間としての強さへの気づき，精神性的な変容，人生に対する感謝の5つを想定している。他者との関係の肯定的変化とTMTの関係性希求は極めて似たものである。また，新たな可能性と自身の強さへの測定項目にはいずれも自尊感情にかかわるものが含まれている。さらに，スピリチュアリティに含まれる宗教にかかわる内容は，文化的世界観への信頼と言い換えることもできる。人生への感謝に相当するものはTMTでは概念化されていないが，これは他4領域が達成されたことで人生が有意味に感じられるという結果を反映しており，やや位置づけが異なるものとして整理することができるだろう。

　両理論が想定するプロセスも根幹部分は共通しているとみなすことができる。PTGではまず，困難な経験により世界観が揺るがされ，その結果，否定的感情や侵入思考が生じると想定している。そして，もがきや対処の結果として否定的感情が低減し，侵入思考の制御可能性が高まり，その結果としてPTGに至るというプロセスが想定されている（Tedeschi & Calhoun, 2004）。一方，TMTでは存在論的恐怖にかかわる思考が一度抑制されるものの，リバウンド効果（Wegner, Schneider, Carter, & White, 1987）によりそれが意識化されやすくなってしまう（接近可能性が高くなってしまう）ことを想定している。そ

して，象徴的防衛によって接近可能性が低減されることで存在論的恐怖が管理されるというプロセスを考えている。侵入思考とそれに対する対処というプロセスを考える点は両者に共通している。

(2) 理論の相違点

　前述のように，TMTとPTGには共通点が複数あり，ある程度の重なりをもつものだと考えられる。しかしながら，2つの理論が同じ現象に違うラベルを付与しているだけだと考えるのは正しくないだろう。当然ながら，TMTとPTGには重要な差異があるからである。

　両理論の差異として，TMTが存在論的恐怖にのみ焦点を当て，PTGがより広く困難な経験を対象としている点を思い浮かべる人は多いかもしれない。しかしながら，その点は重要な違いではないと考えられる。存在論的恐怖以外のさまざまな困難な経験も，文化的世界観への信頼や自尊感情を揺るがすものである。つまり，象徴的防衛が阻害されることで，間接的に存在論的恐怖を活性化させ得るからである。

　より重要なのは両理論が想定するプロセスに関する違いである。PTG研究でいうところのプロセスは，困難を経験した当人が意識的に語ることのできる，信念や対人関係の変化を指している。一方，TMT研究が検討してきたプロセスは，死関連思考が抑制され再活性する認知プロセスや，存在論的恐怖が潜在的偏見に及ぼす影響など，非意識的過程を含むものである。さらに，意識的な側面に関しても，PTGでは困難な経験と成長の関連を当人がある程度自覚していることが想定されているが，TMTにおいては存在論的恐怖と文化的世界観防衛や自尊感情に内容的関連はなく，個人がその影響関係を把握しているとは考えない点で異なっている。

　両者が扱う現象のタイムスパンが異なることも重要であろう。TMTに基づく研究は主に実験的手法を用いている。そのため，存在論的恐怖を経験したあと比較的短い時点での反応を扱っている（ただし，直後ではなく焦点的注意から外れる程度の遅延は必要である）。一方，PTG研究には心理的苦痛を経験した対象者に長く向き合い，その変化を記述するものが多い。TMTが必ずしも存在論的恐怖の影響を短期的なものだと断定しているわけではないが，PTG

ほど長期的視点での検討が行われてはいないのが現状である。

4　TMTとPTGの関連づけとその示唆

(1)　PTGの基盤としての象徴的防衛

　前述のように，TMTとPTGはその基本的想定や変化が生じる領域に共通点をもつ一方で，プロセスや主に焦点を当てるタイムスパンの点で異なっている。このことは，TMTとPTGが，共通している，あるいは連続性がある現象について，異なる時間時点に焦点を当てていることを示唆している。そのように考えると，TMTのメカニズムを，PTGの基盤として位置づけることができる。つまり，象徴的防衛によって存在論的恐怖が管理されることが，そのあとの成長のために必要となる，ということである。

　そのような発想と整合する知見をアブドラヒラ（Abdollahi, Pyszczynski, Maxfield, & Lusyszczynska, 2011）が報告している。彼らは2005年にイランのザランドで発生した大地震の被災者を対象に，文化的世界観防衛反応と解離症状の関連を縦断的に検討した。その結果，①死あるいは震災に関連する単語への接触が，文化的世界観防衛反応を強める，②ただし，解離症状が強い人は文化的世界観防衛反応を示さず，否定的感情が高いままになる，③2年後のフォローアップ時点でPTSD症状が軽い人は，死あるいは震災に関連する単語に接触すると文化的世界観防衛反応を示すが，症状の重い人はそのような反応を示さず，むしろ条件によっては防衛反応を弱める，④研究当初の解離症状が重いほど，2年後のPTSD症状も重い，⑤解離症状の2年後のPTSD症状に対する影響は，文化的世界観防衛反応の弱さに一部媒介されていることが示された。これらの結果は解離症状やPTSD症状の重い人では，文化的不安緩衝装置が機能しなくなっており，そのことが症状の悪化に寄与していることを示唆している。

　アブドラヒラの研究はあくまでPTSD症状に着目したものであり，文化的世界観防衛を行った人でPTGが生じたのかは，改めて検討する必要がある。しかしながら，侵入思考などPTSDにかかわる症状の低減がPTGに至るプロセ

スに含まれている以上，文化的世界観防衛とPTGが関連することは十分に考えられる。また，文化的世界観のみならず，自尊感情や関係に対する希求についても同様にPTSD症状やPTGと関連を検討する必要があるだろう。そのような検討を通したTMTとPTGの交流は，困難な経験に向き合う人々の心的プロセスの理解を深めることに寄与することが期待される。

(2) TMTとPTGを関連づけることで得られる示唆

象徴的防衛をPTGの基盤とする発想からは，PTGの認知プロセスに関する新たな研究の必要性が示唆される。PTG研究においては，長い期間での認知や行動の変化という意味でのプロセスが注目される一方で，困難な経験直後の認知プロセスについての研究，特に非意識的プロセスに関しての検討が不足しているように思われる。また，前述のとおり，トラウマティックな出来事は文化的世界観や自尊感情，関係性を脅かすことで象徴的防衛を阻害し，その結果として存在論的恐怖が喚起される可能性がある。これらのことを考えれば，困難な経験をしたあとの非意識的な存在論的恐怖の活性化や，活性化した存在論的恐怖への対応が，その後のPTGにどのように影響するかは興味深い研究課題となると考えられる。

また，TMTがPTGに先行すると考えた場合，象徴的防衛に使われる領域とPTGの領域の関連も興味深い点であろう。象徴的防衛とPTGの領域の類似性に鑑みれば，象徴的防衛の領域と同じ領域でPTGが生じやすいという可能性が考えられる。一方で，PTGのプロセスに価値観や信念の変容が位置づけられていることから，象徴的防衛とは異なる領域でPTGが生じる可能性も考えられる。象徴的防衛とPTGの関連についての知見の蓄積と，一致と不一致を分ける境界条件についての検討は，困難な経験への対処に関する理解を深めるだろう。

PTGの領域同士の関連も，TMT研究から示唆される研究課題である。ハートら（Hart, Shaver, & Goldenberg, 2005）は，文化的世界観，自尊感情，関係性は，心的安全を維持する機能という点からは相互に交換可能なものだと主張している。TMT研究の文脈においても，自尊感情が高ければ（Harmon-Jones et al., 1997），あるいは恋人との関係を意識していれば（Florian et al., 2002），

存在論的恐怖が文化的世界観防衛を強めないなど，交換可能性を支持する知見が報告されている。さらに，3つのうちどの方法で象徴的防衛を行うかには個人差が存在し，愛着スタイル，認知的完結欲求などの個人特性がその個人差を説明することが報告されている。対照的に，PTG研究の文脈では，PTGの領域同士の位置づけや，各領域における成長の個人差についての検討は盛んでないように見受けられる。トラウマティックな経験は誰しもが経験するものではなく，領域同士の関連や個人差の検討に適した量的手法を必ずしも採用できるわけでもないことが一因ではあろう。しかしながら，領域同士の関連および個人差についての検討は，困難な経験への対処やそこからの成長を十全に理解するためには必要なことであるし，また経験した当人やその人とかかわる援助者に重要な指針を提供するものだと考えられる。TMTがこれまで蓄積してきた領域同士の関連や個人差についての検討は，そのような検討を進めるうえで参照枠となる可能性があると考えられる。

文献

Abdollahi, A., Pyszczynski, T., Maxfield, M., & Lusyszczynska, A. (2011). Post-traumatic stress reactions as a disruption in anxiety-buffer functioning: Dissociation and responses to mortality salience as predictors of severity of post-traumatic symptoms. *Psychological Trauma: Theory, Research, Practice, and Policy*, **3**, 329-341.

Cox, C. R., Arndt, J., Pyszczynski, T., Greenberg, J., Abdollahi, A., & Solomon, S. (2008). Terror management and adults' attachment to their parents: The safe haven remains. *Journal of Personality and Social Psychology*, **94**, 696-717.

Crocker, J., & Park, L. E. (2004). The costly pursuit of self-esteem. *Psychological Bulletin*, **130**, 392-414.

Dechesne, M., Janssen, J., & van Knippenberg, A. (2000). Derogation and distancing as terror management strategies: The moderating role of need for closure and permeability of group boundaries. *Journal of Personality and Social Psychology*, **79**, 923–932.

Florian, V., & Mikulincer, M. (1998). Symbolic immortality and the management of the terror of death: the moderating role of attachment style. *Journal of Personality and Social Psychology*, **74**, 725.

Florian, V., Mikulincer, M., & Hirschberger, G. (2002). The anxiety-buffering function of close relationships: Evidence that relationship commitment acts as a terror management mechanism. *Journal of Personality and Social Psychology*, **82**, 527-542.

Greenberg, J., Pyszczynski, T., & Solomon, S. (1986). The causes and consequences of a need for self-esteem: A terror management theory. In R. F. Baumeister (Ed.), *Public self and private self* :New York; Springer-Verlag.

Greenberg, J., Pyszczynski, T., Solomon, S., Rosenblatt, A., Veeder, M., Kirkland, S., & Lyon, D. (1990). Evidence for terror management theory II: The effects of mortality salience on reactions to those who threaten or bolster the cultural worldview. *Journal of Personality and Social Psychology*, **58**, 308–318.

Greenberg, J., Schimel, J., Martens, A., Solomon, S., & Pyszczynski, T. (2001). Sympathy for the devil: Evidence that reminding whites of their mortality promotes more favorable reactions to white racists. *Motivation and Emotion*, **25**, 113–133.

Greenberg, J., Simon, L., Pyszczynski, T., Solomon, S., & Chatel, D. (1992). Terror management and tolerance: Does mortality salience always intensify negative reactions to others who threaten one's worldviews? *Journal of Personality and Social Psychology*, **63**, 212-220.

Greenberg, J., Solomon, S., Pyszczynski, T., Rosenblatt, A., Burling, J., Lyon, D., Simon, L., & Pinel, E. (1992). Why do people need self-esteem?: Converging evidence that self-esteem serves an anxiety-buffering function. *Journal of Personality and Social Psychology*, **63**, 913-922.

Harmon-Jones, E., Simon, L., Greenberg, J., Pyszczynski, T., Solomon, S., & McGregor, H. (1997). Terror management theory and self-esteem: Evidence that increased self-esteem reduced mortality salience effects. *Journal of Personality and Social Psychology*, **72**, 24-36.

Hart, J., Shaver, P. R., & Goldenberg, J. L. (2005). Attachment, self-esteem, worldviews, and terror management: Evidence for a tripartite security system. *Journal of Personality and Social Psychology*, **88**, 999-1013.

Hirschberger, G., Florian, V., & Mikulincer, M. (2002). The anxiety buffering function of close relationships: Mortality salience effects on the readiness to compromise mate selection standards. *European Journal of Social Psychology*, **32**, 609-625.

Landau, M. J., Solomon, S., Greenberg, J., Cohen, F., & Pyszczynski, T. (2004). Deliver us from evil: The effects of mortality salience and reminders of 9/11 on support for President George W. Bush. *Personality and Social Psychology Bulletin*, **30**, 1136-1150.

Mandel, N., & Heine, S. J. (1999). Terror management and marketing: He who dies with the most toys wins. *Advances in Consumer Research*, **26**, 527–532.

McGregor, H. A., Lieberman, J. D., Greenberg, J., Solomon, S., Arndt, J., Simon, L., &

Pyszczynski, T. (1998). Terror management and aggression: Evidence that mortality salience motivates aggression against worldview-threatening others. *Journal of Personality and Social Psychology*, **74**, 590-605.

Mikulincer, M., & Florian, V. (2002). The effects of mortality salience on self-serving attributions : Evidence for the function of self-esteem as a terror management mechanism. *Basic and Applied Social Psychology*, **24**, 261–271.

Mikulincer, M., Florian, V., Birnbaum, G., & Malishkevich, S. (2002). The death-anxiety buffering function of close relationships: Exploring the effects of separation reminders on death-thought accessibility. *Personality and Social Psychology Bulletin,* **28**, 287-299.

Mikulincer, M., Florian, V., & Hirschberger, G. (2003). The existential function of close relationships: Introducing death into the science of love. *Personality and Social Psychology Review*, **7**, 20–40.

Motyl, M., Hart, J., Pyszczynski, T., Weise, D., Maxfield, M., & Siedel, A. (2011). Subtle priming of shared human experiences eliminates threat-induced negativity toward Arabs, immigrants, and peace-making. *Journal of Experimental Social Psychology*, **47**, 1179-1184.

Nelson, L. J., Moore, D. L., Olivetti, J., & Scott, T. (1997). General and personal mortality salience and nationalistic bias. *Personality and Social Psychology Bulletin*, **23**, 884–892.

Rothschild, Z. K., Abdollahi, A., & Pyszczynski, T. (2009). Does peace have a prayer? The effect of mortality salience, compassionate values, and religious fundamentalism on hostility toward outgroups. *Journal of Experimental Social Psychology*, **45**, 816-827.

Smieja, M., Kalaska, M., & Adamczyk, M. (2006). Scared to death or scared to love? Terror management theory and close relationships seeking. *European Journal of Social Psychology*, **36**, 279-296.

Solomon, S., Greenberg, J., & Pyszczynski, T. (1991). A terror management theory of social behavior: The psychological functions of self-esteem and cultural worldviews. In M. P. Zanna (Ed.), *Advances in experimental social psychology* Vol. 24.New York: Academic Press. , pp. 93-159.

Taubman Ben-Ari, O., Florian, V., & Mikulincer, M. (1999). The impact of mortality salience on reckless driving: A test of terror management mechanisms. *Journal of Personality and Social Psychology*, **76**, 35-45.

Tedeschi, R. G., & Calhoun, L. G. (1996). The Posttraumatic Growth Inventory: Measuring the positive legacy of trauma. *Journal of Traumatic Stress*, **9**, 455-471.

Tedeschi, R. G., & Calhoun, L. G. (2004). " Posttraumatic growth: Conceptual foundations and empirical evidence". *Psychological Inquiry*, **15**, 1-18.

Wakimoto, R. (2011). Reconstruction of the subjective temporal distance of past interpersonal experiences after mortality salience. *Personality and Social Psychology Bulletin*, **37**, 687-700.

脇本竜太郎（2012）．存在脅威管理理論への誘い――人は死の運命にいかに立ち向かうのか　サイエンス社

Wegner, D. M., Schneider, D. J., Carter, S. R., & White, T. L. (1987). Paradoxical effects of thought suppression. *Journal of Personality and Social Psychology*, **53**, 5-13.

第Ⅲ部 心理臨床から見るPTG

第10章
PTGとソリューション・フォーカスト・ブリーフセラピー

若島孔文

　PTSDという診断には至らないまでも，心的外傷体験は人が生きることにとって避けることができない事柄である。いじめや仲間はずれ，大事な試合で負ける，怪我や病気，受験の失敗，事故や事件，またその目撃，失恋，親密な友人や家族，飼い猫や犬との別れなど，その衝撃の程度は別として，ほとんどすべての人々が体験せざるを得ない出来事である。

　そして，本書の主題であるPTG，心的外傷後成長という現象は新しいものではなく，私たちはよく知っているはずである。つらい体験や失敗を乗り越えて生きていくことやそれを糧に生きていくことは，私たちの日常であり，また，昔の映画，ドラマ，そして子どもたちが目にする漫画やアニメではよく描かれていた。『タイガーマスク』，『あしたのジョー』，『機動戦士ガンダム』など挙げればきりがない。『タイガーマスク』では虎の穴での過酷な体験が伊達直人の活動の根底に影響している。『あしたのジョー』では貧しさや力石徹やカーロス・リベラとの別れの体験がその後の矢吹丈の活動の底力となっている。『機動戦士ガンダム』のアムロ・レイもまた，友との別れと哀しみが底力としてその活動に影響している。

　PTGはあくまでも結果であり，個人のもがきの中から生じてくると考えられている（宅，2014）。それはそのとおりであり，しかしながら，そこに心理療法やカウンセリングが貢献できないのかと考えるならば，それはまた違うこ

とである。なぜならば，問題を抱えて心理療法やカウンセリングに訪れるすべての人々は多かれ少なかれ心的外傷体験をし，もがきと癒やしに時間を必要としているので，トラウマ体験やPTGのみが心理療法やカウンセリングにおいて特別であるわけではない。

ここではPTGを妨げない，あるいは促進する可能性を秘めている手法として，ソリューション・フォーカスト・ブリーフセラピー（Solution Focused Brief Therapy）について解説していく。

1　東日本大震災前の経験

筆者は神奈川県の犯罪被害者支援センター設立時のメンバーとして，数年間，犯罪被害に遭った人々のカウンセリングを行っていた。強盗の被害に遭ったり，また，自宅を放火されたりなどさまざまである（参考として，末崎・若島・狐塚, 2008）。

そこでのポイントは2点であった。1つは，急性ストレス反応としての過覚醒時に見られる不信感の増幅に気づいたこと，二つ目は現在の生活を安定していくことにより，被害の意味づけを少しずつ変更していくということである。

その後また別の相談機関において，あるライヴ面接（面接室の隣の部屋に治療チームがいて，セラピストと協力して面接を進めていく方法）で，生徒の自死現場を発見した教師Aさんのケースに出会った。PTSDの診断を受けて，医師からの紹介で来談した。

このときセラピストとして面接室に入っていたのは狐塚先生（当時，東北大学の博士課程に在籍，現在，作新学院大学准教授）で，筆者はチームの責任者として隣室にいた。面接に入る前，狐塚先生に次のようなアドバイスをした。「面接の前半は話をよく聴いて，そのような特別な体験をしたので，さまざまな感情や症状などの問題が生じるのは当然のことである，とそのことだけは話してよい」と。面接は静かに，悲しさ，恐れ，罪悪感などさまざまな感情が渦巻く中で進行した。チーム面接では前半終了後，ブレイクを取り，セラピストは治療チームの部屋に来て意見交換をする。そこで面接の後半に展開される方針が決まる。ソリューション・フォーカスト・アプローチの技法であるスケー

リング・クエスチョンを使用することになった。

　後半が始まり，再び，ノーマライズの言葉を述べたあと，「一番ひどかったときはいつか？」をたずねた。この面接の時点で事件から1カ月半が経過していた。「一番ひどかったときを0として，100を以前の状態としたとき，現在は何点ぐらいですか？」とスケーリングが行われた。このAさんは「40点」と応えた。なんと事件からわずか1カ月半で40点も回復していたのである！

　これは楽観的に述べているわけではなく，現実である。その40点は良い状態ではないが，40点の回復を見せていることは間違いがない。そこにはAさん自身の信念や他の先生方との関係性の再認識などPTGというには小さいかもしれないが成長といえるような芽がすでに生じていたのである。

　PTSDの多くの治療法は医療概念に対する医療的処置のように，狭く語られているが，それは人生の中に位置づけられる体験であるということを忘れてはならない。PTGという概念はPTSDとはそこが違う。全人的な，と表現できるような概念である（若島・千葉，2016）。さて，ここでの発見は，このようなはやい時期に来談したPTSDのクライエントにおいても，自己回復力，自己組織性を面接場面で共有できるということである。

2　東日本大震災後の経験

　以上のような体験をしていたことを一切忘れていた。そのような時期に，東日本大震災が2011年3月11日に生じた。筆者とその同僚によって海上保安庁第二管区職員，石巻市役所職員，仙台市消防局消防団などの数多くの面接が行われた（参考として，長谷川・若島，2013；Usami, Wakashima, & Kato, 2012；若島・狐塚・野口，2014；若島・狐塚・野口・小林，2012；Wakashima et al., 2014；若島・野口，2013）。

　多くのASD，PTSD様症状を抱える人々との面接が始まった。そこで洗練されていった面接の仕方，モデルがスリー・ステップス・モデル（Three Steps Model）である（若島・野口・狐塚・吉田，2012）。PTSDと悲嘆に対する方法である。そして，後に筆者と狐塚先生は気づくことになる。たまたま先ほど紹介したAさんのライヴ面接のDVDを見ていて，すでにそこでほぼス

リー・ステップスと同等のことが行われていたということに！

スリー・ステップス・モデルはPTSDや悲嘆反応を示すすべてのクライエントに適用可能である。クライエントを選ばない，すべてに適用できるモデルである。例えば，曝露療法がこうしたクライエントの何割に適用されていることか考えてみてほしい。また，先に述べたようにPTSDに対してだけではなく，広くクライエントの問題に携わることができる。

最初のステップは，ノーマライズである。「このような体験をしたとき，自分を責めてしまうものです。○○さんは，自分自身を責めているのではないですか？」，「そのような状況では，不安を感じずにいられるわけがありません。」というように，問題，感情，症状を状況に帰属し，個人への帰属から解放する。このノーマライズ（リフレーミング）はたいへん有効である。解決についての会話，ソリューション・トークをしていくための起点でもある。先ほどのAさんのライヴ面接を振り返ると，面接に入る前，「面接の前半は話をよく聴いて，そのような特別な体験をしたので，さまざまな感情や症状などの問題が生じるのは当然のことである，とそのことだけは話してよい」と狐塚先生に伝えていたことがまさにファースト・ステップである。

セカンド・ステップは，一番ひどかった時期をたずねる。そこを0として，以前の状態や何とかやっていける状況を100としてスケーリングを行う。一番ひどかった時期を訊くことにより，弁証法的に現在をたずねていく。Aさんのライヴ面接では，事件からわずか1カ月半で40点まで回復していた。一番ひどいときを訊いていないと，今が一番ひどいという思い込みとクライエントの回復力，自己組織性に気づくことなく面接が進むことになるだろう。回復や自己組織性についての語りはPTGを促進していく。なぜならば，専門家の治療のおかげではなく，クライエント自身が成し遂げてきた現実であるからである。ちなみに東日本大震災における筆者ら東北大学のメンバーはPTGグループと名付けて活動していた（現在も進行中）。複数の人々で共有したのは理念であった。ちょうど震災の半年ほど前，日本心理臨床学会秋季大会が東北大学で開催されていた。長谷川教授が大会長で，筆者が事務局長であった。筆者は米国からデシ（Deci, E.）を招聘していた。自己決定理論，内発的動機づけ研究の権威である。自律性，有能感，関係性という私たち人間のこころの基本的ニーズ

を述べたのがデシである。そして筆者のようなブリーフセラピーやファミリーセラピーを行うセラピストにとって，重要視するのが自己組織性である。こころの基本的ニーズとシステムの自己組織性をいかすことを理念として筆者とその同僚は共有した（参考として，若島・長谷川，2012；長谷川・若島，2013）。セカンド・ステップはこの理念が現実の手法として具体化している。

　サード・ステップは，全体から見てコアな症状，寝られない，食べられない，パニック症状，記憶の侵入などに部分的に対応する，do something different（違ったことを実行してもらう）介入である。この部分では，リラクゼーション，EMDR（Eye Movement Desensitization and Reprocessing）や TFT（Thought Field Therapy）（参考として，長谷川・若島・小崎，2000）なども利用できる。1つの例を紹介しよう。「B子さんは小学校三年生。津波で母親を失った。祖母と暮らしているが，祖母によると，ここ最近，B子さんが母親の幽霊を見るようになったという。祖母は，B子さんが精神的に問題をもつと考え，筆者に心理相談を依頼した。B子さんは活発そうに見える子どもさんであった。夜，母親の幽霊を見るという。幽霊ではあるが怖いという気持ちはない。『お母さんは何か言いますか？』などとたずねると，『何も言わない』という。『お母さんは何を伝えたいのだろう？』などとたずねていった。B子さんの祖母は『B子が元気にしているか様子を見に来ているのではないか』と話した。B子さんは横で頷いていた。『もしかしたら，お母さんはB子さんのことを心配しているのかもしれないね。毎朝，仏壇に水をあげるとき，お母さんのことを思い出して，B子さんが元気でやっていることを報告して，供養しよう。』と筆者がまとめた。それ以来，母親の幽霊が出てくることがなくなった。B子さんと祖母は仏壇に手をあわせることを続けているそうだ。」（若島，2012）。この下線部分がサード・ステップである。幽霊という症状に対するコアな介入である。しかも強引ではなく，文脈に沿って，体験に曝露されていることに気づくであろう。

　このスリー・ステップスはすべてのステップを必要とするわけではない。ファースト・ステップが一番重要である。その次がセカンド・ステップである。サード・ステップはあくまでもコアな問題に対応するだけである。

3　弁護士会と協働する自死対策プロジェクト

　続けて，筆者の研究室が行っている弁護士会との自死対策プロジェクトに言及しておこう。

　自死や PTSD などを伴う心因性のうつというのは，あくまでも結果である。したがって，自死や心因性のうつ対策はその結果をもたらすような離婚，失業や犯罪といった心理社会的要因との関連の中で考えていく必要がある。なぜならば，離婚率，失業率，犯罪件数と自死の相関は非常に高いことが明らかにされているからである（森川・若島・板倉・三道・小林，2015）。

　このような考え方に基づいて，筆者らは宮城県臨床心理士会の有志，仙台市弁護士会自殺対策委員ら有志の弁護士との勉強会とケースでの連携およびケース・スタディという協働作業を，2013年度より開始した（森川他，2015）。

　筆者らは，以下のケースを通じて弁護士との連携の可能性を探索的に検討した。いずれも離婚という心理社会的トラウマによって過去に自死を試みた経緯をもつ女性の離婚裁判のケースである。

【ケース1】C さん（女性）
　うつと診断されているCさんは，夫との離婚裁判をひかえているが，不安，人ごみが怖い，外出に困難があり，また自殺企図がある。

　Cさんは，夫が突然，家を出た2年前から現在までの間に，死のうと思い薬の大量摂取を3回行っている。頼りにしていた実家の父親からは，「2年も病気が治らないのは努力不足だから」と言われ，実家への出入りを禁止された。それゆえ重要なサポート源が奪われた状況である。裁判においても，Cさん自身は離婚したくないにもかかわらず，離婚の方向性で進んでいく可能性が高かった。そのため弁護士は，過去のCさんの経緯から自死を心配し，裁判と並行しながら心理面接を受けることを提案した。その提案をCさんは了承し来談した。

　初回の心理面接では，Cさんがかなり重いうつ状態で来談したことから，セラピストは，病院に入院することを提案した。Cさんは夫と二人で暮らしていた自宅に一人で生活しており，重いうつによって，行動範囲や食事面など極度

に制限された生活をしていた。そのためセラピストは，Cさんとの間で<u>活動性を高めることや食事の量を少しずつ増加する</u>などの話し合いをした。

　その後，2週間に1回のペースで面接を進めていく中で，第6回面接で離婚を受け入れることにしたと話された。裁判では夫から経済的・精神的な攻撃を受ける中で，夫に対する見方が「このような夫とはやっていけない」という認識に変わっていき，離婚を受け入れていくこととなった。Cさんはたいへん不安定な状態であったが，<u>裁判で自らの意見を表出できた</u>。Cさんは，<u>弁護士が「よくがんばりましたね」という言葉をかけてくれたことにたいへん勇気づけられた</u>とのことであった。

　そして，裁判は終了し，離婚という結果になったものの，Cさんは納得した様子であり，心理状態の改善が見られた。なお，第9回面接では，実家の両親および職場の上司との個別および合同面接も行われた。そこでは，Cさんにとって実家が大切なサポート源であるため，心理的問題や仕事への復帰については心理士と職場の上司で責任をもつので，実家では，両親はCさんと心理的問題や仕事への復帰の話はせず，Cさんをサポートすることの必要性などが話し合われた。

　最終的に，<u>Cさんは実家からのサポートや仕事場の上司や同僚のやさしさとそのような関係が築けていたことに気づき，感謝し</u>，面接を終えた。

　以上，Cさんのケースでは下線部にPTGにつながる芽が見られる。

【ケース2】Dさん（女性）
　Dさんは，夫の不貞行為を責めたことを理由として，夫から離婚を切り出された。Dさんは，そもそも夫が不貞行為を行ったにもかかわらず，夫が離婚を切り出すという理不尽さや話し合いをしようとしないことに落胆していた。

　Dさんは，夫と知り合ってから10年の間，夫の暴言や軽度の暴力を我慢してきていた。この10年間は何であったのか，この10年は無駄な時間であったのかなどと考える中で，高い場所から投身を試みようとして，警察に保護された。弁護士はこのような経緯の中，裁判を進めていくことを心配し，Dさんに心理面接を受けることを提案した。その提案をDさんは了承し来談した。

　初回面接で，Dさんは，夫とその家族，不貞行為の相手の女性とその家族な

どから，責められた。それゆえ，Dさんは自分が不貞行為について言及したこと自体が悪いことであり，自分自身が間違っているのではないかと話した。

第2回面接では，周囲に対する不信感について話した。その中には弁護士も含まれており，セラピストは，今後，心理士自身もその中に含まれていくことを予想した。そのためセラピストは，「こうした状況の下，自分を責めてしまうことや，周囲に対して不信感をもってしまうのは仕方のないことである」と，ノーマライズするリフレーミングを行った。

第3回面接では，弁護士とも話したことが語られた。弁護士との話し合いの中で，これまでは離婚したくないという方向であったが，離婚裁判に切り替え，慰謝料請求をしていくことになった。また，不貞行為の相手女性とは慰謝料を支払ってもらって，示談となったとのことであった。

第4回面接では，Dさんの精神的な不安定さは見られず，心理状況はほぼ改善に向かい，弁護士に対して肯定的見方をしていた。

最終的にDさんは以前の自分は普通ではなかったこと，この出来事により自分には仕事の才能があること，仕事が自身の活力になっていることについて述べて終結となった。

このように，Dさんのケースにおいては，下線部のスリー・ステップス・モデルのファースト・ステップが効果的で，自らのストレングスへの気づきへと至っている。

以上の自死対策プロジェクトの二つのケースでは，これらのトラウマ的出来事を通じて，他者との関係性や自分自身の能力に気づき，新たに人生を歩み始めた。そして，そこには弁護士の言動や活動の重要性も見て取れることであろう。そのような中で小さな，芽ともいえるPTGを見て取ることができる。PTGは時間とともに進行するであろうが，このようにはやい段階でもPTGへのプロセスを見て取ることができる。

4 ソリューション・フォーカスト・ブリーフセラピー

さて，ここまで述べてきたPTSDと悲嘆へのスリー・ステップス・モデルは，

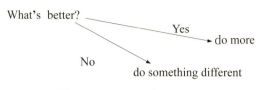

図10-1　SFBTモデル　スキーマ

　ファースト・ステップを除外すると，基本的にソリューション・フォーカスト・ブリーフセラピーである。以下にソリューション・フォーカスト・ブリーフセラピーのスキーマを示す。
　ソリューション・フォーカスト・ブリーフセラピーは「少しでもましなとき」「以前のような状態であるとき」（What's better?）という部分（例外と呼ぶ）に焦点化していく。そしてそれがあればそれを拡張していく（do more）。それがない場合，これまでと異なった行動を導入していく（do something different）。
　もう1つの特徴は，ウェルホームド・ゴール（well-formed goal）の構築である。ウェルホームド・ゴールとは，解決した状態（今との違い）を現実的に明確化すること，である。それは問題がなくなるとして定義するよりは，望ましい行動の生起として定義できることが重要である。また，重要な他者との相互関係を表す言葉で表現されることが望ましい。それを導くためにミラクル・クエスチョンという方法が用いられる（若島，2015）。「これから変わった質問をします。今晩あなたが眠っていて，家中が寝静まっている間に奇跡が起こったとします。あなたがここへいらっしゃる原因となった問題が解決したという奇跡です。でもあなたは眠っていたので奇跡が起こったことを知りませんでした。それで明日の朝，目が覚めたときにどんな違いから奇跡が起こって問題が解決したとわかるでしょうか」，よりシンプルにすると「問題が解決したら，何（どのようなこと）が起こりますか？」，「どんなことが起これば，今日，ここで相談してよかったと思われますか？」という問いかけをすることで，セラピストとクライエントがどこにいけばよいのかを共有する。それはクライエントだけで決める必要はなく，専門家であるセラピストの意見もふまえて二人でゴールを創造し，会話で構築していく。

第 10 章　PTG とソリューション・フォーカスト・ブリーフセラピー　　*161*

　解決像を明確にしていくこと自体がクライエントを勇気づける場合も少なくないが，ソリューション・フォーカスト・ブリーフセラピーにおけるミラクル・クエスチョンの位置づけをここで述べておく。
　セラピストの重要な仕事はミラクル・クエスチョンに対するクライエントの反応を単なる妄想や想像のレベルではなく，現実のレベルに位置づけていく手助けをすることである。ソリューション・フォーカスト・ブリーフセラピーを実行しているセラピストならば理解できることであるが，多くの場合，この質問に対する反応は妄想や想像ではなく，より現実的なことである。
　例えば，「笑顔が増えて，自分から○○さんに話しかけています」というような中身であれば，「ここ最近でそれに近い状態で○○さんに話しかけたのはいつですか？」，「それはどんなときでしたか？」などとたずねていけば，それはソリューション・フォーカスト・ブリーフセラピーでいう「例外」に結びつくものとなる（例外と結びつけば，それを拡張する）。また，そのような例外がない場合，奇跡が起こったふりをするという演技課題を提案することもできる。
　一方で，拡張が一見難しい反応が出てくる場合もある。例えば「もう一度，生まれ変わっています」のように。この場合，一度死んで，生まれ変わるという論理レベルではなく，そのことによって何が異なるのかというもう1つ低次の論理レベルを導入し，セラピストは生まれ変わったことの意味（何が異なるのか）を明らかにしていくことが必要である。つまり抽象レベルを下げて，例外と結びつけ拡張していく。
　以下にソリューション・フォーカスト・ブリーフセラピーの全体的な流れを

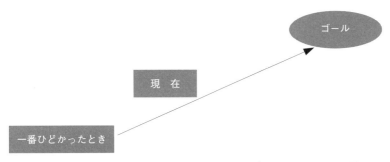

図10-2　ソリューション・フォーカスト・ブリーフセラピーの流れ

示す（図10-2）。

　ゴールを明確化したあと，一番ひどかったとき，そして現在の状態について共有していく。一番ひどいときよりも，現在が少しでも良い状態（What's better?）であるとする（例外が発見された）ならば，それまでに自分自身が試みてきたことや周囲から受けたサポートなど例外を支えていた条件を拡張（do more）し，リソースを明確化していく。このような手続きの中で重要な道具がスケーリングである。図10-2 でいうならば一番ひどかったときを「0点」，ゴールを「100点」として現在の状態をたずねていく。また，スケーリングは100点に至るスモール・ステップを明らかにするために使用できる。数字に置き換えることで，ゴールや現状との関連のなかで，スモール・ステップを共有するために有効である。もし仮に現在が「0点」ならば，コーピング・クエスチョン（coping quesution）を行い，「ひどい状態の中で，今日までどのようにしてやってくることができたのか？」というクライエントのストレングス，底力について明確化していく。また，こうした手続きを進める間，コンプリメント，肯定的な眼差しを伝えていくことが必要である。

5　PTGとの関連性

　ソリューション・フォーカスト・ブリーフセラピーは，肯定的な眼差しと，少しでもましなときや，リソースの明確化など，問題ではなく，成長にかかわる変数をダイレクトに扱っていくのが特徴である。そして，常にクライエントとセラピストがそれらを共有していく。しかしながら，成長という抽象度の高い出来事を対象としているのではなく，問題とその解決を対象として，進められていく。PTGはあくまでも結果である。

　PTGの5つの領域である(1)他者との関係にまつわる人間としての成長，(2)新たな可能性，(3)人間としての強さ，(4)精神性的な変容，(5)人生に対する感謝（参考として，宅，2014）に関して，ソリューション・フォーカスト・ブリーフセラピーは少なくとも(4)を除く4つの領域を意識している心理療法・カウンセリングである。

　おそらくPTGの領域をこれほどまでに網羅した心理療法やカウンセリング

の手法は他に見当たらないであろう。筆者らはそのような意味で，東日本大震災時に，活動を始めてすぐに，筆者らの被災者支援チームをPTGグループと名付けたのである（長谷川・若島，2013；長谷川・若島，2015）。

6 さいごに

　さいごになるが，ブリーフセラピーやファミリーセラピーの理論的観点からトラウマについて言及しておきたい。なぜならば，トラウマ抜きに，PTGは存在し得ないからである。

　ブリーフセラピーやファミリーセラピーで重要視される理論の1つにコミュニケーション理論（語用論）がある。コミュニケーション理論では，(1)すべての行動がメッセージを伝達する可能性があること，(2)意味はメッセージ（刺激）とメタメッセージ（刺激を意味づける，あるいは解読する文脈により構成されること，(3)意味がその受け手の行動の選択幅を制限する（拘束する）こと，(4)コミュニケーションは相互作用であるがゆえ，相互拘束となること，(5)相互拘束によりパターンが形成されること，などが述べられている（若島・長谷川，2000）。

　コミュニケーション理論の観点からトラウマを定義してみたい。コミュニケーション理論から定義すると，ある刺激を解読するために，特定のトラウマ体験を汎化して文脈とすること，ということになる。どういうことか。

　例えば，以前にいじめにあった生徒があるとき，教室に行くと自分の椅子が横に倒れていたとする。その椅子を刺激とするならば，それをどのような文脈に結び付けて解読するかということである。いじめを文脈として，誰かがわざと嫌がらせをしていると解読する。この場合はまだトラウマとは言えない。汎化していないからである。自分がうまくいかないさまざまな出来事（刺激）をいじめ体験という文脈で解読するならばそれがトラウマである。なぜなら汎化しているからである。

　その他の例では，青年期以降に，友人関係，恋人関係，職場関係，失敗などをすべて親のせいにする人々に出くわすことがある。これはトラウマである。したがって，トラウマから解放されるというのはコミュニケーション理論上，

この汎化が縮小される，あるいはなくなることである。トラウマからの解放とPTGは別の軸を取るが，心理療法やカウンセリングのうえでは，両方の改善が見込まれなければならない。

そのためには，犯罪被害者支援の体験の部分で述べたように現在の生活状況が改善をしたり，引きこもるなどという状態ではなく，日常生活を送るための活動を開始することである。

ペットロスにおいても同様で，一番の癒やしは次のペットを飼育することであることがわかっている。それは次のペットとの活動が必然的に繰り広げられるからである。

文献

長谷川啓三・若島孔文（編）(2013). 震災心理社会支援ガイドブック――東日本大震災における現地基幹大学を中心にした実践から学ぶ　金子書房

長谷川啓三・若島孔文（編）(2015). 大震災からのこころの回復――リサーチ・シックスとPTG　新曜社

長谷川啓三・若島孔文・小崎　武（2000）. 解説　心身症の治療　19. ブリーフサイコセラピー　心療内科, 4, 278-284.

末崎裕康・若島孔文・狐塚貴博（2008）. 犯罪被害者への支援の歴史――基本的な考え方とその心理的支援――　心療内科, 12(2), 127-132.

森川夏乃・若島孔文・板倉憲政・三道なぎさ・小林　智（2015）. 自死予防対策として始まる弁護士との連携について　東北大学大学院教育学研究科臨床心理相談室紀要, 13, 49-53.

宅香菜子（2014）. 悲しみから人が成長するとき――PTG　風間書房

Usami, T., Wakashima, K, & Kato, K. (2012). Critical incident stress of rescue workers after the Great East Japan Earthquake: With examining local firefighters, special rescue team and rescue divers of Japan Coast Guard. *International Journal of Brief Therapy and Family Science*, 2(1), 1-15.

若島孔文（2012）. こんな子をどう援助するか・親を亡くした子　児童心理, 956, 61-65.

若島孔文（2015）. ミラクル・クエスチョン――「ありえない空想」の現実化，岩壁　茂（編）　カウンセリングテクニック入門　プロカウンセラーの技法30　臨床心理学, 増刊第7号, 92-95.

若島孔文・千葉柊作（2016）．人の「心的外傷後の成長」 児童心理, **1015**, 28-34.
若島孔文・長谷川啓三（2000）．よくわかる！短期療法ガイドブック 金剛出版
若島孔文・長谷川啓三（2012）．東日本大震災PTG心理社会支援機構の理念 *Interactional Mind* Ⅴ, 9-14.
若島孔文・狐塚貴博・野口修司（2014）．自治体職員のメンタルサポート 月刊ガバナンス, **155**, 28-30.
若島孔文・狐塚貴博・野口修司・小林 智（2012）．行政職員への支援 *Interactional Mind* Ⅴ, 39-43.
Wakashima, K., Kobayashi, T., Kozuka, T., Noguchi, S., Ikuta, M, Ambo, H., & Hasegawa, K.(2014). Longitudinal study of the stress responses of local government workers who have been impacted by a natural disaster. *International Journal of Brief Therapy and Family Science*, **4**(2), 69-94.
若島孔文・野口修司（2013）．地方公務員のメンタルヘルスについて——石巻市役所での心理支援を通じて—— 地方公務員報, **596**, 2-11.
若島孔文・野口修司・狐塚貴博・吉田克彦（2012）．ブリーフセラピーに基づくスリー・ステップス・モデルの提案 *Interactional Mind* Ⅴ, 73-79.

・・コラム・・

仮設住宅住民における PTG

張　新荷

　東日本大震災以降，東日本大震災PTG心理社会支援機構の仮設支援グループでは，仙台市内2か所の仮設住宅でささやかな支援を行っている（若島・板倉・張，2015）。私たちの活動は3つのステージを経て震災6年目を迎えた今日に至った。本稿では，それぞれのステージの活動や住民におけるPTGを紹介していく。

　私たちは活動を行うにあたって，住民の主体性を尊重し，住民や地域の自己組織能力をいかした心理支援をこころがけている。活動の第1ステージとして，住民やNPOの方々の協力のもと簡易カウンセリングルームを設置し，住民の個別支援に対応していた。さらに，住民から聞き取った解決事例が掲載されたニュースレターを配布し，訪問支援を行っていた（若島他，2015）。平泉他（2013）は，ニュースレターに取り上げてきた「問題にうまく対処した点」や「肯定的な出来事」が，どのような効果を生み出したのかを検討している。その結果，「人間関係の促進」や「心の癒やし」，「生きがいや楽しみ」，「健康の維持」などの効果が挙げられている。このような対処行動や肯定的な出来事の効果は仮設住宅住民のPTGと共通していると考えられる。1つ象徴的な事例を紹介する（平泉他，2013）。

　【事例1】Aさんは，ペットを飼育する前に，生活が不規則で，どちらかというと仮設コミュニティの中では周囲から孤立気味だった。ペットを飼い始めたころは常駐のNPOの方と一緒に世話をしていたが，少し時間が経ったら，Aさんが1人で世話をしている。Aさんは，ペットの世話をすることで生活リズムが少しずつ調い始め，ペットを通じてご近所さんや住民の方との交流が増えた。

　大変な仮設生活の中，ペットの飼育によって，Aさんには人間関係の促進，生活の改善，健康の維持，生活の楽しみなど複数のPTGが見られた。本稿執筆の現時点でも，Aさんはペットの世話をしながら元気に暮らしている。

　第2ステージとして，訪問支援を通して問題の有無を識別し，"問題がある"場合は，我々がオリジナルで作成した仮設住宅のマップ等にその問題を記載し，個別相談や専門機関につなげる試みを行っていた（若島他，2015）。さらに，我々は理学療法士や笑いヨガの講師の協力を得て，住民全体との交流の場を設定し，住民が自ら主催するお祭り，お茶会，手芸クラブなどのサークル活動に参加

していた。多くの住民の方は，お茶会で震災について語ったり，イベントに参加した様子の写真を大事に保存していたり，作った編み物や陶芸などの手芸品を大事に飾っていたり，仮設住宅でのつながりを大事にしながら，新しい生活に向き合おうとしているように感じられた。この段階の仮設住宅住民の PTG については，住民の方々が自ら意識的に震災の意味を見いだし，新しい生活と歴史をつくっていく動きが見受けられた。このような動きは将来に備える大きな成長と言えるだろう。

　第3ステージ，震災5年目の活動として，仮設住宅での訪問活動や個別相談，イベントの主催・参加を続けていると同時に，仮設住宅から復興住宅へ移った住民への個別訪問を行っている。復興住宅に移ったBさんの事例を紹介する。

【事例2】Bさんは仮設住宅の生活を通して，人と人とのつながりの大切さを実感したとおっしゃっていた。復興住宅に移ってから，"支援を受ける側"から"支援をする側"に変わることを考え始め，観光客に仙台を案内するボランティア活動に参加したり，他の団体と一緒に復興住宅でお茶会を開いたりしている。

　仮設住宅や復興住宅にはコミュニティ形成の問題や高齢者の問題などが存在する一方，Bさんのようにこれらの問題を意識し，支援する側に立ち，さまざまな角度から対策を立てて自ら動き出している人も少なくない。支援者としての私たちはいつもこのような住民の姿に感銘を受けている。

　仮設住宅支援にかかわった5年間，どの段階においても，住民の方々の経験や力から学ばせていただくことが多くある。未熟な私たちを育てることも住民の方々のもう1つの PTG とも言えるだろう。

文献

平泉拓・板倉憲政・張新荷・兪幃蘭・栗田康史・牧田理沙・富永紀子・山形千遥・小泉達士・若島孔文（2013）．仮設住宅における PTG（Post Traumatic Growth）――ソリューション・バンクを用いた仮設住宅の心理支援　東日本大震災PTG心理支援機構（著）．震災復興時のストレスケアに関わる長期的研究　臨床心理士大学院協議会報告書　pp.19-30.

若島孔文・板倉憲政・張新荷（2015）．仮設支援の現在　心理臨床の広場，7(2), 38-39.

・・コラム・・

PTG と被災者支援　　　　　　　　　　　　　　　森川夏乃

　東日本大震災のあと，筆者は，津波被害は受けたものの自宅で生活を送る（送らざるを得ない）在宅避難者に対する巡回型の心理支援を行ってきた。これまでの被災者支援活動を通して見えてきた被災者や被災地域のPTGについて簡単に述べたい。
　東日本大震災の津波により甚大な被害を受けた地域では，多くの住民が家族や友人，仕事，家，さらに地域を失うなどの喪失体験をした。人々は，生きるために震災前の生活様式を何かしら変え，新しい生活をつくっていかざるを得ない状況に置かれていた。しかし，気持ちがそれに付いていかず，被災者は複雑な思いを抱えながら過ごしていた。例えば，津波で夫を亡くした60代女性のAさんは，自分のみが生き残ったことに対して強い罪悪感をいだいていた。家を修繕し生活の再建は進んでいるものの，自分だけがつらさから逃げているように思われ，楽しみや充実感を感じること，前向きになることに抵抗感があり，家で一人で過ごすことが多かった（巡回支援の中では，Aさんのように生きることに葛藤を抱えている人は少なからず見られた）。支援者はAさんの思いに寄り添うことしかできなかった。
　だがそんなとき，Aさんは，昔の知人と再会し，あるボランティア活動へ誘われた。初めは「自分なんかがいいんだろうか」と言っていたが，次第に活動の中心的な役割を担うようになり，Aさん自身も積極的に活動に参加していくようになった。しばらく経ったころ，Aさんは「久しぶりに楽しい。楽しんでもいいのかな」と，ポツリと言われた。「Aさんの旦那さんなら，"楽しんで"と言うと思いますよ」と，伝えるとAさんは「生かされたもんね」と微笑まれた。
　このようなAさんの心理的変化は，ボランティア活動に参加してみるという最初の小さな行動変化が次なる変化を生んでいくことで生まれたと言えるだろう。また，Aさんの存在は，他の被災者の参加を促し，組織自体を活発化するというように，他者にも波及した。個人の小さな変化は他者との相互作用を通して拡張され，さらに個人の変化はコミュニティに波及していくことがうかがえる。
　また，再生に向けたコミュニティの動きが個人に作用し，新しい関係性を生ん

だ例もある。東北大学・家族心理・震災婚調査班（2013）では，被災したあとに出会い，結婚に至ったカップルにインタビュー調査を行い，震災発生後から結婚に至るまでのプロセスを調査した。その結果，まず，震災被害により多数の人が限られた空間・資源の中での生活を余儀なくされたことで人との出会いが生まれ，生活再建に向けてコミュニティが動き出す。そのなかで，あらゆる物的・人的資源を必要としている中で2人が結びつき，不安感情や，「生きねばならない」，「幸せにならなくては」という震災後に生じた個人の価値観や，周囲からの後押しがさらに2人の結びつきを促進していくことで結婚に至ったことが見いだされた。そして，自分たちの出会いや結婚の意味を2人で共有していくことで，さらに"震災"の意味づけが再構築されていくことが考察された。つまり，コミュニティの変化が新たな関係性（家族）を生み，それにより個人の心理的変化も生じていくことが考えられた。

　このように，被災者支援の中では，さまざまなレベルにおける変化・成長・再生が見られた。このことからわかるのは，被災者やコミュニティは本来的に問題に対処していく力を有しており，それを無視して支援者がどうこうしようとするのは非常におこがましいということである。そもそも，目を覆いたくなるような出来事を経験しながらも，なお生きていこうとすることは多大なエネルギーを要することだと考える。支援者はそのような被災者の力に敬意を払いながら，被災者の小さな変化を拡張し良循環を形成していくような支援をする必要があるだろう。長谷川（2015）は，その人や地域にすでにある対処行動を有効利用し，被災者にフィットした方法で支援を行っていくことの必要性を述べている。事例のAさんや震災カップルにしても，支援者側が一方的に「こうやったらいい」と押しつけをしていれば，決して先述したような変化は生じなかっただろう。被災者支援は，被災者が本来有する力を信頼し，その力が発揮される機会を作ったり，その力を後押しするサポートであることが重要だと考える。

文献

長谷川啓三（2015）．リサーチ・シックス――役に立つこころの支援とは？　長谷川啓三・若島孔文（編）大震災からのこころの回復　リサーチ・シックスとＰＴＧ　新曜社　pp.1-11.

東北大学・家族心理・震災婚調査班（2013）．震災婚・震災カップル　日本家族心理学会（編）家族心理学年報31　現代の結婚・離婚　金子書房　pp.32-45.

··コラム··

震災前後の幸福感の変化　　　　　　　　　　　内田由紀子

　災害が人のこころにもたらす影響は計り知れない。2011年3月に発生した東日本大震災の影響は長く続いている。堀毛(2013)は震災から1年経過した被災地域での幸福感は，震災前の水準と比べて低かったことを示している。また，震災後の被災地調査では，人々のPTSD傾向が高く，医療や臨床的かかわりが必要であることが述べられている。

　災害は被災地域の人々はもちろん，ニュースなどを通じて，被災地域以外の人々にも影響を及ぼす。

　東日本大震災当時は，内閣府で「幸福度」の指標化が検討されている最中であった。震災後「幸福どころではない」という声もあったが，一方で「今こそ人々の幸福とは何かを問いなおそう」という意見も多く見られた。実際，震災後には幸福な社会像について，議論が活発になっていった。これまで経済成長が重視されてきた「国が目指すべき指針」について，考え直す契機となったのであろう。

　それでは被災地域以外の幸福感にはどのような変化が見られたのであろうか。筆者ら(2014)は，若者(20〜30代)に焦点をあて，東日本大震災による非被災地域での心理的な影響と行動様式について検討した。

　調査の第1回は震災前の2010年2月，第2回は震災後の2011年3月末に，同じ調査対象者(有効回答者数10,744名)に実施された。そこで見いだされた結果は下記のとおりである。

(1) 地震を受けて，人生や幸福についての考え方がある程度以上変化した，という回答は58%にのぼった。特に「日々の当たり前の暮らしがとても重要で幸福だと感じるようになった」「家族や友人とのつながりをもっと大切にしたいと思うようになった」，など，結びつきを重視する方向に変化を感じた人が多かった。

(2) 震災前後の幸福感変化には個人差があり，被災地に共感的であったかどうかによる違いがみられた。

(3) 被災地に共感的だった人は，震災後に一時的なネガティブ感情(憂鬱，眠れない)が増加した。また，自らの幸福の判断基準が変わり，人生全体について

の幸福への判断はむしろ上昇した。

　総じて，震災後の若者の価値観は関係性を見直そうとする方向に変化する傾向にあり，当たり前の日常への再評価を行う傾向が見られた。また，被災地に共感的だった人は震災前から幸福感がより高く，被災地域に思いをはせる心理的なキャパシティーを備えていたといえる。被災地に共感してネガティブな感情を上昇させる一方で，日常の暮らしや他者とのつながりに感謝し，全体的な幸福感を上昇させていたのだといえよう。

　一方で，震災直後でも被災地への共感が低く，震災により人生観に影響を受けなかった群も半数程度いた。彼らは震災を目の当たりにしても，自分の理想とする幸福とのギャップに悩み，幸福感は震災前から低い水準のままであった。心理的孤立性がレジリエンスの低さをもたらしている可能性もあり，今後の検討が必要である。

　災害時に他者との共存に価値を見いだす傾向は日本以外でもみられるかもしれない。しかし災害時には文化的伝統に立ち返る傾向があることも知られている。そもそも日本は他者との関係を重視する相互協調的社会であると言われている。災害時にあっても人々は抑制的で社会的秩序を保つ振る舞いをしていたことは海外メディアでも大きく報じられた。

　震災以前の日本においてはグローバリゼーションによる個人主義の波及の影響もあり，関係性は「しがらみ」をもたらすものとして敬遠されがちな風潮があった。しかし震災後には幸福度の基準が変わり，「つながり」があらためて見直されることになった。被災地以外の人々でも関係性がもつ力を見直す傾向が強まったのではないかと思われる。

　関係志向を支え，その力を活用することができるようなシステムを構築することは，日本のレジリエンスを高める1つの方策となるのではないだろうか。

文献

堀毛一也（2013）．震災が主観的well-beingに与える影響について　現代人のこころのゆくえ　3——ヒューマン・インタラクションの諸相　東洋大学21世紀ヒューマン・インタラクション・リサーチ・センター　pp 35-61

Uchida, Y., Takahashi, Y., & Kawahara, K. (2014). Changes in hedonic and eudaimonic well-being after a severe nationwide disaster: The case of the Great East Japan Earthquake. *Journal of Happiness Studies*, **15**, 207-221.

第11章 認知行動療法から見たPTG

鈴木伸一

1 はじめに

　認知行動療法は，心的外傷後ストレス障害（PTSD）をはじめとする，ライフイベントに伴うトラウマ性障害や，慢性的なストレスに起因するうつ病や不安症，適応障害などのストレス性障害への有力な支援アプローチとして体系化され，効果を上げてきた。

　認知行動療法はPTGをねらいとした心理的アプローチというわけではないが，実践家として長く認知行動療法の臨床に携わっていると，苦悩を乗り越え，人生に新たな目標や価値を見いだし，力強く前進していくクライエントの姿にしばしば出会うことができる。認知行動療法の主たる目的は，心身の苦痛の緩和や生活の中で生じている悪循環を改善していくことに焦点が置かれているが，PTGの文脈から認知行動療法を概観してみると，そこにはPTGを促す何かが包含されていると考えることもできる。本章ではそれを探るべく，トラウマ性障害やストレス性障害の維持・増悪に関連する認知と行動の悪循環を概観するとともに，そこから脱却するための認知行動療法の基本的な発想や治療技法をPTGの理論モデルと対比させながら展望することで，PTGに果たす認知行動療法の役割について考えていきたい。

2 PTGを阻む認知・行動的な悪循環とその影響性

　人は誰でも人生を大きく変えてしまうような衝撃的な出来事や，強いストレスにさらされたときには，一時的に心身の危機的状態を経験する。しかし，私たちにはそれらの危機に立ち向かうためのレジリエンスが存在していて，時間の流れの中で適応的な思考や行動を探索しながら心身の安定を図っている。しかし，経験したライフイベントの衝撃があまりにも大きかったり，サポート資源が貧弱であったり，何らかの個人の脆弱性が高い状態にあると，レジリエンスは阻害され，心身の危機的状態は維持され，増悪に至る。このような状態においては，外的な環境因子に加えて，個人の中にネガティブな認知と回避的行動の悪循環が形成され，苦悩からの脱却をより難しくさせる。これらの認知・行動的な悪循環については，これまで臨床ストレス科学や認知行動療法の発展の歴史の中で詳細な検討が行われてきた。

(1) 認知の歪み

　不安や抑うつなどに苦悩するクライエントとの面接の中では，しばしば，否定的で，柔軟性がなく，現実離れした陳述がたびたび報告される。認知療法を体系化したベックら（Beck, Rush, Shaw, & Emery, 1979　坂野監訳　1992）やバーンズ（Burns, 1980　野村他訳　1990）によれば，彼ら（クライエントなど）の情報処理システムにはある種の「歪み」があり，その歪みによって外界の情報や記憶情報を適切に処理することができない状態にあると考えられている（「推論の誤り」あるいは「認知の歪み」と呼ばれている）。その歪みとは，特定の刺激や出来事，記憶に対する選択的注意の偏り（Foa & Mcnally, 1986）や記憶想起の偏り（Watkins, Mathews, Williamson, & Fuller, 1992），あるいは解釈の偏り（Mathews, Richards, & Eysenk, 1989）であると考えられており，これら歪んだフィルターを通して現実世界を見てしまうために，生活全般において過剰で柔軟性のない否定的な解釈に支配されてしまうのである。そして，これら推論の誤りは，「自己に対する否定的な見方」，「経験の否定的な解釈」，「将来への否定的な予測」を促進して，否定的な感情を引き起こし，自発的な活動

を抑制してしまうと考えられている（鈴木・神村，2005）。これらの認知の歪みの特徴とその影響性は以下のようにまとめることができる。

●破局的推論

現実的な可能性を検討せずに，否定的な予測をエスカレートさせる。この推論は，推論を繰り返しているうちにあたかもそれが現実であるかのように思えて絶望的な気分を誘発する。

●読心術的推論

他者が考えていることを確認もせずに，自分はわかっていると思い込む。この推論は，自己に対する固定的なイメージを形成するとともに，対人コミュニケーションを阻害してしまう。

●選択的抽出推論

ある特定の事実だけを取り上げて，それがすべての証拠であるように考える。この推論は，極端な思考が現実離れしていることに気づく機会を奪い，確信へと導いていく。

●トンネル視

出来事の否定的な側面のみを見ること。この推論は，出来事の肯定的な側面への気づきを阻害し，自分には嫌な出来事しか生じないという信念を形成してしまう。

●レッテル貼り

自分や他者に固定的なラベリングをすること。この推論は，固定的なものの見方を促進し，自己や他者の多様性を否定してしまう。

●全か無か推論

少しの失敗や例外を認めることなく，二分法的に結論づけること。この推論は，「できたこと」に目を向けることを阻害し，何をしても失敗（うまくいかなかった）と考えるようになることから，自発的行動が抑制されてしまう。

●自己と他者のダブルスタンダード

自分にだけ他者と異なる厳しい評価基準をもつこと。この推論は，自分は常に他者よりも劣っているという信念を形成し，自己肯定感を低下させる。

●「すべし」思考

自己や他者に対して，常に高い水準の成果を要求すること。この推論は，ど

んなことにも「こうあるべき」という固定的なゴールを設定することから，思考や行動の柔軟性や多様性を阻害する．

(2) 仮想現実への閉塞

　認知の歪みに代表されるネガティブな認知は，なぜ我々の苦悩を維持・増悪させ，PTGを阻むのであろうか．ふと考えてみれば，誰でも時には，悪い予測がエスカレートしたり，過去の失敗を思い出して自信がもてなくなることもある．しかし，多くの場合は数時間あるいは数日のうちには前向きな態度を取り戻して元の生活に戻ることができているのである．これらの例からもわかるように，「ネガティブな認知」が悪いわけではない．むしろ，ネガティブな認知に「囚われてしまう」ことが問題であると言えるだろう（鈴木・神村，2013）．

　日常生活における私たちの思考は，その人の経験や既知の情報に基づく記憶によって誘発され，現実場面における新たな情報を取り込みながら修正され，新たな記憶となり，それらが次の思考をさらに誘発するという循環プロセスによって形成されている．すなわち，先の例にあるように，私たちが一時はネガティブな思考に苦しめられることがあっても，生活の中で「それらと相対する」あるいは「それらとは無関係」のさまざまな情報を取り込むプロセスの中で，ネガティブな思考は修正され，緩和されているのである．

　しかし，衝撃的な出来事や慢性的なストレスを経験すると，人には防衛的な反応としての回避・逃避行動が生じやすくなり，習慣化していく．回避・逃避行動は，一時的にはその人を「安全地帯」に導いてくれるが，その一方で，日常生活における自発的行動を減少させ，生活場面におけるさまざまな体験の頻度と質を低下させてしまい，ネガティブな思考の修正と緩和の機会を奪ってしまうのである．結果として，ネガティブな思考は維持され，認知の歪みを形成し，現実社会とはかけ離れた内的思考に閉じた仮想現実の中で生活するようになってしまうのである．このような生活では，当然のことながらPTGを促進する機会など到来しえないのである．

3 認知行動療法の基本的発想

　認知行動療法は，ネガティブで柔軟性のない考え方や，現実離れしている過剰な考え方を改善していくことをねらいとしている．しかし，認知行動療法は，「ネガティブな思考」を「ポジティブ思考」に転換するようなセラピーではない（一般的には，そのような印象をもつ方が多いが）．これまで述べてきたように，実は，ネガティブな思考が悪いわけではなく，特定の思考に囚われて柔軟性や多様性を失ってしまっている思考プロセスが問題なのであるから，その悪循環の改善に焦点をあてたアプローチを行っていくことが最も重要な点である（鈴木・神村, 2005）．

　しかし，認知の歪みに代表される特定の思考（自己や将来に対する否定的な予測や判断, 解釈）は，それまでの生活歴の中で強固に習慣化しており，単なるアドバイスをするだけで変容できるほど可塑性の高いものではない．強固に習慣化されたクライエントの思考を変化させていくためには，①クライエント自身が自らの思考の特徴に気づき，②それらの思考が自分の気分や感情，あるいは生活上の悩みに影響を及ぼしていることを理解し，③思考の妥当性を現実の生活に照らし合わせながら再検討し，新しい考えや取り組みを探索していくとともに，④新しい考えや取り組みを生活の中で積極的に活用しながらその有効性を確認していくことが欠かせないプロセスである．

　つまり，認知行動療法は，現実場面の生活の中で「気づく（catch）」，「整理する（再検討する, check）」，「新しい考え方を探す，実践する（correct）」という体験を繰り返すことで，思考の柔軟性と多様性を取り戻していくセラピーなのである（井上, 1997）．

　第1章でも述べられているように，PTGという構成概念は，「他者との関係」，「新たな可能性」，「人間としての強さ」，「精神性的な変容」，「人生に対する感謝」という要素から理解することができる．しかし，いずれの状態像もそれを目指したからとて簡単に辿り着けるものでもないし，模倣的につくろってみても真のPTGとは言えないだろう．しかし，いずれの状態にも共通している基本的な態度は，過去でもなく，未来でもなく，現実社会における自分という存在を

肯定的に認め，主体的に生活を営もうとするしっかりとした足取りがあるということであると言えるのではないだろうか。人は誰でも，過去を悔い，未来を心配する生き物だが，それを乗り越えて，「今ここ」という態度を保持できる力強さをもとうとすることが，PTGへの道程となるのではないだろうか。

4 「今ここ」を促す認知行動療法の技法

(1) 思考・行動・感情の関係性に気づく

特定の思考に囚われ，仮想現実の中で生きている状態とは，現実社会にいるにもかかわらず，現実社会における情報を取り込むことができなくなっているということである。ここから脱却するためには，まずは現実社会で生活する自分が，「どこで」「何を考え」「どう行動している」ことで，「どのような気分・感情」を経験しているのか，ということを周囲の人や状況の展開の相互作用の観点から丁寧に観察することから始める必要がある。これを促すための方略として，認知行動療法ではセルフモニタリングという方法が用いられ，表11-1にあるようなコラム分けされたシートに従って，各要素を記録していく。単なる日記のような叙述的な記録でなく，コラムシートを用いる理由は，設定された枠組みから状況を観察することで，画一化された仮想現実ではない視点を取り

表11-1 認知行動療法で用いるコラムシート（鈴木・岡本・松永，2011）

①状況	②気分	③考え（頭に浮かんだ言葉やイメージ）
・妻と買い物に行こうとしたが，ベッドで横になってしまった。	無力感（80）焦り（85）	・なんでこんな簡単なことができないのだろうか ・このままでは職場復帰などできないのではないか
・ゴロゴロするなと，妻に文句を言われた。	怒り（90）落ち込み（75）	・家族は自分のことを理解していない ・誰も助けてくれる人はいない。孤独だ
・今後のことを考えて，漠然と不安になる。	不安（90）焦り（70）	・自分の将来は真っ暗だ ・何をやってもうまくいかないだろう

戻すとともに，思考・行動・感情の悪循環が自らの苦悩を作り出しているという問題の外在化を促す効果があるからである。

これらの技法は，PTG理論モデルで言えば，「熟考・反芻」の段階から「自己分析」の段階へと導いていく契機となるのかもしれない。実際に認知行動療法の現場では，セルフモニタリングを通して，クライエント自身が「わたし，こんなことばかり考えていたのですね。それじゃ苦しいはずですね」と素朴に感想を述べることは決して珍しいことではないのである。

(2) 特徴的な思考の内容とその影響性について再検討する

セルフモニタリングを通して，思考・行動・感情の悪循環が整理できてくると，どのような思考が不安や落ち込みを生じさせているのかや，その思考がどのような回避・逃避行動を生じさせているのか，さらには，そのような回避・逃避行動がいかに問題の解決を阻害しているのかについて気づくことができるようになる。この段階に到達することができれば，その人が抱えている苦悩は，もはや「得体のしれないもの」ではなく，自分を苦しめる具体的なターゲットとしてクライエント自身が認識できるようになる。

まさに，PTGの理論モデルでいうところの「自己分析」が促進され，それまで現実だと思っていた「仮想現実」と，本来の現実社会とが区別できるようになり，「今ここ」の感覚を取り戻すための基盤が整っていくのだと言えるだろう。

(3) 現実場面に即した新しい思考や行動を探索する

自分を苦しめている特定の思考が外在化できるようになると，苦悩から脱却するために必要な新たな思考や行動について検討できるようになる。しかし，それまで強固に習慣化したステレオタイプな思考プロセスへの吸引力は強力であり，新たな思考の探索のための意識的な練習が必要である。認知行動療法では，①思考の妥当性を検討する（なぜそう考えるのか，そう考えることのメリットは何か），②他者視点で考える（うまくやっている人は，どのように考えているのか），③たくさんの選択肢を列挙する，④抽象的にではなく，具体的に考える，⑤メリットとデメリットの側面を検討するなど，さまざまなテクニッ

クを活用しながら，新たな思考の探索をサポートしていく。

(4) 新たな思考や行動がもたらす変化に目を向ける

　新たな思考や行動の探索は，ある意味で仮想現実からの脱却のきっかけにはなるが，思考レベルで吟味しているだけでは，いとも簡単に仮想現実の世界に引き戻されてしまう。本当の意味で仮想現実から抜け出すためには，新たな思考や行動を生活場面で実行し，その結果としてその場の気分や状況がどのように変化するのかを体験し，それをモニターすることで，それまでの仮想現実を修正していくことが重要である。以下のケースは，現実場面での体験的な気づきが，仮想現実からの脱却のきっかけになった例である。

〈ケース〉　Aさん　25歳　女性　会社員
　Aさんは，ある日帰宅すると自宅アパート内が荒らされており，多少の金品と下着がなくなっていることに気づき，警察に連絡した。窃盗事件として捜査が行われた。Aさんはその事件以降，1人住まいが怖くなり，しばらく仕事を休職して実家で過ごしながらカウンセリングを受けていた。一過性のストレス症状は順調に回復し，犯人が捕まったという連絡を受けて安心感も高まり，職場復帰とともにアパート暮らしを再開した。アパート生活での不安感も緩和されていたが，お付き合いしている男性をアパートに招き入れることに対する抵抗感は根強いものがあった。その彼とは結婚の約束をしている間柄で，本来ならばアパートで食事を作ってあげたり，ゆっくりした時間を過ごしたいとAさん自身も思っているのだが，「男性をアパートに招き入れたら，事件のことを思い出してパニックになってしまうのではないか」，「パニックになった自分を見て，彼は混乱し，私は嫌われてしまうのではないか」という固定的な信念があり，彼の訪問をかたくなに拒んでいた。
　Aさんは，「自分はもうそれほど事件のことで動揺しないだろう」ということや，「仮に動揺したとしても，彼は私をやさしく支えてくれるだろう」と頭ではわかっていたが，彼の訪問について具体的に考えようとすると，固定的な考え方に戻ってしまう状態であった。
　そこで，認知行動療法のセッションでは，以下に示すいくつかの段階を設け

た課題を設定し，各段階での思考・行動・気分を1つ1つ確認しながら，固定的な思考からの脱却を試みた。

1) 休日の日中に，彼とアパートの前まで行く。落ち着いていることを確認してから次の段階に進む。
2) まず自分が部屋に入り，窓や扉を開けて，扉の前まで彼に来てもらう。そして，彼を招き入れても大丈夫だという気持ちになった時点で，彼に声をかける。
3) 窓や扉を開けたままで，玄関まで入ってもらい，しばらく話をする。緊張感がほぐれたことを確認したら，次の段階に進む。
4) 窓や扉を開けたままで，部屋に招き入れ，お茶を飲みながら話をする。緊張感がほぐれたことを確認したら，次の段階に進む。
5) 窓と扉を閉めて，引き続き，歓談する。安心して過ごせている自分をしっかりと確認し，これが現実なのだと認識する。
6) 食事を作り，彼をもてなす。彼と食事ができているという，喜びや，穏やかに時が過ごせていることに目を向ける。

　以上の段階を踏みながら，Aさんは，自分が冷静な気持ちで過ごせることを経験するとともに，彼と部屋で過ごすことができた安堵感や，彼に食事をふるまうことができた喜びを実感し，自分がそれまで囚われていた固定的な思考が，いかに現実離れしていたかを体験的に理解することができたのである。
　これらの変化はPTGの理論モデルでいえば，「認知的枠組み」を自分なりに修正しながら「現実の受容」を経てPTGに至るプロセスと類似しているのかもしれない。

(5) 今後の生活に向けた新たな思考や行動の意味を考える

　人は長い期間，苦悩の中におかれると，人生の目標や価値を見失い，ただ苦悩から逃れることのみを切望するようになる。しかし，苦悩から逃れたいという単純化された目標はあまりよい結果をもたらさない。なぜなら，苦悩から逃れるための最も有効かつ迅速な方法は，回避・逃避行動で生活を鉄壁で囲うこ

とであり，そのような対処法がかえって苦悩の維持・増悪を招いてしまうことは先に述べたとおりである。つまり，苦悩から脱却するためには，苦労から逃れようとすることではなく，苦悩を乗り越えて，本来の人生の目標や価値を取り戻したいという気持ちをもてるかどうかにかかっている。このような目的志向的発想は，その人がかつてもっていた本来のレジリエンスを高め，自発的行動を拡充し，自らの行動に対するポジティブ・フィードバックを促進する。このような好循環は，まさに仮想現実から脱却するための必要条件であり，「今ここ」という態度を促進する重要な基盤となるであろう。

　認知行動療法では，応用行動分析の理論を活用した回避・逃避のパターン分析に基づいて，回避・逃避行動のきっかけ（先行要因）と維持要因を同定し，それらを生活環境からできるだけ排除しながら，回避・逃避行動と相反し，かつ本人の目標や価値に沿った行動を形成していくことで，レジリエンスの向上と自発的行動の拡充を促進していく。これらの方略は，行動活性化療法として体系化され，効果を上げている（Martell, Addis, & Jacobson, 2001　熊野・鈴木監訳　2011）。

5　「今ここ」の道筋の先にある PTG

　臨床心理学の立場から PTG を考えるとき，PTG という状態は，苦悩の真っただ中にあるクライエントの実情からは，あまりにも遠い存在であり，そこを目指してセラピーを行えるほどのリアリティはない。しかし，臨床実践の場に立つときは，クライエントにいつかそのような日が到来することを願いながら，セラピーを行っている。さらに，認知行動療法ではクライエントが自律性を回復した時点で終結することがほとんどであるため，最終的なゴール（PTG）を見届けるケースはほとんどないと言っても過言ではないが，そのゴールに向けてクライエントが力強く前進していく後ろ姿は，たいへん頼もしいものである。冒頭でも述べたように，人は誰でもストレスに立ち向かうレジリエンスを有しているが，強烈な出来事や慢性的なストレスによって，もろくもそれが打ち砕かれてしまうことがある。しかし，認知行動療法という支援方略を活用しながら，打ち砕かれ粉々になったレジリエンスのかけらを１つ１つ拾い集めな

がら，もう一度その人のレジリエンスを形作っていく。そのようなプロセスを経て，再びその人のこころの中に据えられたレジリエンスは，きっと，以前のものよりも強固なものであり，しかしとても柔軟で，かつ視野の広いものになっているのであろう。そしてそのレジリエンスは，過去へ囚われたりすがるなどして自己を評価するのでなく，また，これから起こりうる未来に過剰な心配や期待をして自己を見失うでもない，まさに，過去と未来の中心にある「今ここ」の自分を受容し，一歩一歩の歩みを進めていくことの価値を知り，この先の方向性を見失わない力強さを支えてくれるのだろう。つまり，PTGとは，辿りつくものではなく，そちらを向いて歩みを進めていく道しるべのようなものなのかもしれない。

　　文中の事例は参考となるケースを踏まえて再構成した架空のケースです。

文献

Beck, A. T., Rush, A. J., Shaw, B. F., & Emery, G.(1979). *Cognitive Therapy of Depression*. Guilford：New York.
　　（ベック A.T.・ラッシュA. J.・ショウ B.F.・エメリィ G. 坂野雄二（監訳）（1992）．うつ病の認知療法　岩崎学術出版）
Burns, D., D. (1980). *Feeling Good: The New Mood Therapy*. Avon: New York
　　（野村総一郎・夏刈郁子・山岡功一・成瀬梨花（訳）（1990）．いやな気分よさようなら──自分で学ぶ「抑うつ」克服法　星和書店）
Foa, E. B. & Mcnally, R. J. (1986). Sensitivity to feared stimuli in obsessive compulsives: A dichototic listening analysis. *Cognitive Therapy and Research*, **10**, 477-485.
井上和臣（1997）．心のつぶやきがあなたを変える──認知療法自習マニュアル　星和書店
Martell, C. R., Addis, M. E., Jacobson, N. S.(2001). *Depression in Context: Strategies for Guided Action*. W. W. Norton & Company, New York.
　　（熊野宏昭・鈴木伸一（監訳）（2011）．うつ病の行動活性化療法──新世代の認知行動療法によるブレイクスルー　日本評論社　2011）
Mathews, A., Richards, A., & Eysenk, M.(1989). Interpretation of homophones related on threat in anxiety states. *Journal of Abnormal Psychology*, **98**, 21-24.
鈴木伸一・岡本泰昌・松永美希（編）（2011）．うつ病の集団認知行動療法実践マニュ

アル——再発予防や復職支援に向けて　日本評論社

鈴木伸一・神村栄一（編著）．坂野雄二（監修）（2005）．実践家のための認知行動療法テクニックガイド　北大路書房

鈴木伸一・神村栄一（編著）（2013）．レベルアップしたい実践家のための事例で学ぶ認知行動療法テクニックガイド　北大路書房

Watkins, P. C., Mathews, A., Williamson, D. A., & Fuller, R. D.(1992). Mood-congruent memory in depression: Emotional priming or elaboration? *Journal of Abnormal Psychology*, **101**, 581-586.

・・コラム・・

PTG と援助要請行動

松井智子

　筆者は，がん患者を対象に，援助要請行動や PTG に関する研究をしている。援助要請行動とは，困難に直面したときに自ら他者へ助けを求める行動である。ここでは，精神（腫瘍）科や相談支援センター等の心理社会的サポートサービスを求める行動とする。筆者は，研究活動や臨床経験を通じ，PTG の経験と援助要請行動につながりがあると考えている。

　援助要請行動の結果，PTG が経験される可能性が多分にあると筆者は考える。なぜなら，援助要請行動に伴って PTG の促進要因を経験しやすいからである。例えば，話すこと（宅，2014）が挙げられる。被援助者は援助者につらかった経験や自分のことについて話すことになる。また，エキスパート・コンパニオンは PTG の経験を促進する役割をもつが，援助を提供する医療スタッフがその役割をすでに担っていることがあるだろう。心理療法の技法は，PTG を促進する側面をもち合わせているためである。がん患者を対象とした研究でも，サポートグループへの参加と PTG の間に正の関連が報告されている（Kent et al., 2013）。
事例：A さんはグループ療法へ参加した結果，自分の気持ちに気がつけるようになったこと，しんどくなったらプロの力を借りるのは大事だと思えるようになったこと，自分の問題と他人の問題に線を引けるようになったことを語った。

　一方で，PTG を経験したからこそ援助要請行動が起こったという現象があると考える。筆者は，がん患者を対象に援助要請行動のきっかけやプロセスについて面接調査を行った。その結果，自分の気持ちや状況を他者へ開示したこと，他者からの援助の必要性を認識したこと，心理社会的サポートサービスの内容や効果に興味をもったこと等が語られた。これらは PTG の促進要因や PTGI の項目に該当すると考えられる。
事例：B さんは漠然とした不安があることを主治医へ話した結果，精神腫瘍科の受診を勧められた。悩んだが，自分ではどうしようもないことや，人と話して楽になることもあってもいいのかなと思うようになったこと，そして旦那さん

の勧めもあり受診したと語った。Cさんは，がんになってから，弱い立場の人の価値観を考えるようになった。そして心理療法はどこまで人の気持ちを変えられるのかと興味をもち，グループ療法に参加したと語った。

現存のPTGおよび援助要請行動モデルの関連に加え，PTGを経験しやすい人と援助要請行動をすんなりとれる人には共通点があると考える（遠位／近位の文化やパーソナリティの観点から論じたMatsui & Taku（2016）を参照されたい）。例えば，他者とかかわることが苦でないことを挙げる。一方で，他者とかかわることが苦手な人は，PTGの経験過程でより苦痛を伴う場合や，結果としてよい方向へつながらない場合もあるだろう。援助要請行動もまた然りである。筆者の面接調査でも，話すことへの抵抗や他者とのかかわりに伴う悪い結果への懸念が，援助要請行動のバリアとして報告された。したがって，人とかかわることが苦手な人に合わせて，現存のモデルを拡大することも考えていく必要があるだろう。例えば，PTGIとは別の視点から人の成長をとらえることや，他者とあまりかかわらなくても困り事の解決につながる支援方法の開発といったことが考えられる。そうすることで，これまで成長しているとみなされなかった人を適切に理解することや，なかなか助けを求められない人に苦痛が少ない形で支援を届けることができると考える。

文献

Calhoun, L.G., & Tedeschi, R. G. (2006). *Handbook of posttraumatic growth: Research and practice*. Mahwah, NJ: Lawrence Erlbaum Associates.
（宅香菜子・清水 研（訳）（2014）．心的外傷後成長ハンドブック——耐え難い体験が人の心にもたらすもの 医学書院）

Kent, E. E., Alfano, C. M., Smith, A. W., Bernstein, L., Mctiernan, A., Baumgartner, K. B., & Ballard-Barbash, R. (2013). The roles of support seeking and race/ethnicity in posttraumatic growth among breast cancer survivors. *Journal of Psychosocial Oncology*, **31**, 393-412.

Matsui, T., & Taku, K. (2016). A review of posttraumatic growth and help-seeking behavior in cancer survivors: Effects of distal and proximate culture. *Japanese Psychological Research*, **58**, 142-162.

宅香菜子（2014）．悲しみから人が成長するとき——PTG 風間書房

第12章 複雑性悲嘆における心的外傷後成長

伊藤正哉・中島聡美・新明一星

　悲しみがない人生はあるだろうか。人は人から生まれ，人の中で育つ。そこには，切り離せない愛着や絆がある。人と人とのつながりは，自分自身の存在を定義するものにさえなる。しかしまた，どのようなつながりにも必ず別れが訪れる。その人とのつながりが親密であったほど，別れは深い悲しみをもたらす。時が悲しみを癒やすこともあるだろう。しかし，こころを切り裂くような深い悲しみが，いつまでも，いつまでも，終わることなく持続することもある。

　筆者らはこれまで，複雑性悲嘆治療（Complicated Grief Treatment）という精神療法についての臨床試験に取り組んできた。そこで目にしたのは，大切な人を失った深い悲しみに長く苦しんでいた方が，見事なまでに回復していく姿であった。本章では，複雑性悲嘆についての基礎的な臨床理解の枠組みを示したうえで，悲嘆の臨床における心的外傷後成長（Posttraumatic Growth；PTG）の顕れの一部を描写できればと思う。

1　複雑性悲嘆とは

(1) 死別・悲嘆・喪（悲哀）

　ある人が亡くなり，その人との物理的なかかわりが途切れることを死別

(Bereavement）という。悲嘆（Grief）とは，残された人が死別後に体験するさまざまな反応を指す。この反応には，文字どおりに"嘆き悲しむ"という情緒反応だけでなく，故人の存在を探すような行動反応，絶えず亡くなった人を反芻する認知反応，頭痛やだるさといった身体反応，人との接触から引きこもる社会反応なども含まれる。喪（服喪，悲哀；Mourning）は，死別後に故人を悼み，その別れに心理的な折り合いをつけていく時間幅をもった経過・プロセスを指す。また，故人を偲び追悼するための社会的な儀礼や習慣についても，喪という表現が用いられる。まとめると，死別という「出来事」があり，その出来事のあとに諸々の悲嘆の「反応」が起こり，悲嘆反応の中で故人を私的にも社会的にも悼み，死別という出来事に折り合いをつけてその反応が和らいでいく「プロセス（一定の期間）」を喪という。

(2) 複雑性悲嘆——死別後のプロセスからの理解

　複雑性悲嘆（Complicated Grief）とは，死別直後の強烈な悲しみが，一定期間以上（例えば1年以上），あまり変わらずに同じ強度と頻度で体験されている状態を指す（Shear et al., 2011; Stroebe, Schut, & Stroebe, 2007）。学術的には，このような状態に対して外傷性悲嘆，遷延性悲嘆，病的悲嘆などさまざまな用語が当てられてきた。この状態を精神疾患としてとらえる立場もあれば，慎重な立場もある。米国精神医学会による『精神疾患の診断と統計マニュアル第5版』では，遷延性複雑死別障害（Persistent Complex Bereavement Disorder）という呼称で，今後研究すべき対象として診断基準が提案されている。

　複雑性悲嘆という状態を理解するうえで，シアらが開発した複雑性悲嘆治療において用いられているモデルが役に立つ（Shear, Frank, Houck, & Reynolds, 2005）。図12-1にあるように，死別のあとには急性悲嘆（Acute Grief）の反応が認められることが多い。この急性悲嘆の反応は，故人との心理的なつながりが強い場合であれば，ほぼ普遍的に，多くの人に認められる状態である。特徴的な心理反応は，"起こったことが信じられない（disbelief）"である。信じられない一方で，葬儀などのさまざまな現実場面で故人の喪失という事実に直面するなかで，強烈で，胸の痛む悲しみが体験される。何が起こったのか，なぜ起こったのか。頭で理解しようとしても理解できない。故人の

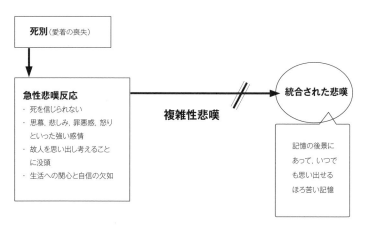

図12-1 急性悲嘆から統合された悲嘆への移行
(Shear et al., 2005 の治療マニュアルより一部改変し作成)

ことが意識から離れず，他のことに集中できない。せめて目の前のことをこなさなければならないと思っても，不意に悲しみの波が襲ってきて，すべての思考が停止し，ただただ涙が頬をつたう。こうした自分の状況が理解できないし，なすすべもない自分に無力感を感じる。これから先，この状態から自分が抜け出せるとは到底思えない。あの人以外の誰かを頼る気にもなれない。気がつくと，故人を探し追い求めている自分に気づく。帰ってきてほしい，帰ってくるんじゃないか……。死別直後の悲嘆反応は，「喪失を純粋に悲しむ」というよりも，追い求め，その人を取り戻したいような思慕・切望の気持ち（yearning）の方が強いことが多い。

　急性悲嘆は死別直後の反応であり，多くの場合には，悲哀のプロセスが経過していく中で，統合された悲嘆（Integrated Grief）へと移ろっていく。一般的には，"時間が経てば悲しみは消える"と考えられて（一部誤解されて）いるかもしれない。しかし，このモデルでは，「100 あった悲しみがそのままのかたちで 30 に減る」といった，悲しみを単一の物差しでは見ない。むしろ，悲哀のプロセスの中で，悲しみの量が減るというよりも，悲しみの性質が変わっていくと考える。死別直後の急性悲嘆は，痛々しく，圧倒的で，頭の中を支配し，

それでいて何が起こっているか理解できないような悲しみであり，故人の不在を感じて探し求めるような気持ちが続き，生活上の他のことに関心が向かなくなる。時が移ろう中で，悲嘆も移ろう。急性悲嘆は，統合された悲嘆へとそのクオリティを変えていく。統合された悲嘆は，故人がいないことをはっきりと認識し，その不在を感じて寂しくはなるものの，その人とのこころ温まるような記憶を思い出したり，その人の"存在感"みたいなものを感じたりすることができて，どこかほろ苦いような悲しみや，じーんとしたさみしさである。もはや悲しみが感情や意識を支配することなく，むしろ，悲しみや故人（との思い出）は，こころの深いところに大切に置いておくことができる。この統合された悲嘆に至った人の中には，「こころの中にあの人がいるような感じがします」と語る人もいる。

このモデルでは，複雑性悲嘆という状態を，急性悲嘆の状態から統合された悲嘆に移ろっていく途上において，その移ろいが停止することで，急性悲嘆の状態が継続している状態であると理解する。それでは，なぜ，自然に進むはずの悲哀のプロセスが途中で停まってしまうのだろうか。そして，そうしたプロセスがまた動き出すには，何が役に立つのだろうか。

(3) 回復のモデル——死別後の対処についての二重過程モデル

複雑性悲嘆からの回復，あるいは急性悲嘆から統合された悲嘆へと移行するプロセスを理解するうえで，ストローブらの二重過程モデルは大きな示唆を与えてくれる（Stroebe et al., 2007）。このモデルでは，死別後の苦痛な心理状態やストレスに対して，人は二種類の対処をとると考える。1つは，生活の再建に焦点を当てた対処（Restoration-oriented coping）である。死別後には，生活上での大きな変化に対処しなければならない。葬儀などのさまざまな服喪の行事を執り行うだけでなく，日々の生活においても，ふだん故人と一緒にしていたことができなくなり，故人にしてもらっていたことを自分でしなければならなくなり，当たり前に故人にしてあげていたことをする必要がなくなる。死別に起因して生活のあらゆる場面で変化が訪れ，それが二次的なストレスを生じさせる。そのような変化に少しずつ適応するために，他者の助けを借りたり，自分なりの新しいやり方をしたりといった試行錯誤を続ける必要がある。こう

した現実的な側面への対処がある一方で，残された人は，自身の気持ちの側面（急性悲嘆）への対処，すなわち喪失志向の対処（Loss-oriented coping）も必要となる。そのためには，故人がいないという事実に向き合い，他人の目を気にせずに涙を流して嘆き悲しむことも必要になる。また，故人とのかかわりや，故人が与えてくれたことを思い出したりすることで，自身の中に故人とのつながりを感じられるようになることも必要かもしれない。誰かと故人の話をすることで，物理的な存在としてはいなくなったかもしれないが，依然として，他の人の中で生き続けている故人の存在を感じることも助けになるだろう。

　二重過程モデルで強調されるのは，生活の再建に向けた現実的な対処と，喪失や悲しみに向き合う気持ちのうえでの対処の両方が大事であるという点である。現実的な対処ばかりに目を向けて，自分の気持ち（悲しみ）を無視していては，感情的な処理や変化が起こらない。また，悲しみに暮れているだけでは，新しい生活に適応できないとともに，故人が失われた世界というリアリティにも向き合えない。現実的かつ行動的な対処と，内面での感情的な対処を行き来することが大事になる。複雑性悲嘆とは，こうした対処がうまくできずに，急性悲嘆が慢性化した状態であるととらえられる。

2　複雑性悲嘆からの回復における心的外傷後成長

（1）　死別――愛着対象の喪失という心的外傷

　大切な人が亡くなったという死別の出来事のみでは，精神疾患の診断基準の1つになるトラウマティックな出来事の基準（e.g., DSM-5 の A基準）には該当しない。しかしながら，PTG という概念の前提条件となる"信念や世界観を揺るがすような破壊的な出来事"に該当する可能性は大いにある。なぜなら，愛する人がいる生活こそがその人の世界観を作り上げてきた可能性が高いからである。結婚を目前に控えた婚約者，成長を楽しみにしていた子ども，長年連れ添って支えあってきた伴侶，つらいときもやさしく支えてくれた母。こうした人を死別により失ったときに，それまで描いていた人生観や世界観は大きく揺るがされることになる。このような意味で，死別という体験は，PTG の前

提となる広義の"心的外傷"として位置付けられる。しかし，大切な人との死別という出来事は，そうした側面を越えて，さらなる"心的外傷"としての側面をもつ。

　死別を心的外傷として理解するうえで，愛着（attachment）という概念が鍵になる。愛着とは，養育者とその子どもとの間で生じる特別な関係性を指す。両者は極めて密接なかかわりを保つ。養育者は常に子どもの身体的かつ心理的な状態を見守り，子どもの要求に応じて，物理的にも感情的にも継続した支援を提供する。子どもは自らの生存と成長を助ける養育者との関係に特異的に安心感や安全感を得て，養育者と離れることを避けようとする。養育者も子どもも，それぞれの不在に気づいたときには，どこに行ったのか見つけようと，心理的にも物理的にも探し，追い求める反応が生起する。こうした安定した愛着関係によって，人類（または哺乳類）は，次の世代をより確実に養育していくことに成功してきた。

　人が生存するうえで，愛着はさまざまな機能を果たしている（Shear & Shair, 2005）。安定した愛着は子どもの精神状態を落ち着かせ，感情的な穏やかさや安心感を提供する。また，身体状態にも影響を与えており，安定した愛着により免疫系の機能など，さまざまな生物学的な機能が維持されている。さらには，愛着対象の存在が安全基地として機能し，外界の世界への興味関心や，探索行動が生じやすいことも知られている。安全に帰れる場所があるからこそ，外界の新奇刺激を探索できるのである。このように，愛着対象は，個人の生存において心理的にも，生物学的にも，新しく物事を経験し学んでいくという点においても，非常に重要な役割をもつ。人としての基盤を与えてくれる，とも言える。

　裏を返せば，愛着対象の喪失とは，これらすべての基盤が奪い去られることを意味する。自分の心理的・身体的な安定の拠り所が失われる。立ち戻れる場所はもはやなくなり，当たり前にあった"安全感"がなくなる。安全感に基づいた外界への探索行動は消える。物事への関心や，他者と接しようとする意欲が欠如する。愛する人との死別はそれまでの世界観を揺さぶるだけでなく，それまでの世界観を築いていた土台そのものを失うようなものとして体験される。

(2) 複雑性悲嘆からの回復・成長

　愛する人との死別はトラウマティックな出来事としてとらえられる。ただし，恐怖という感情が特徴的な心的外傷後ストレス障害とは異なり，複雑性悲嘆は悲しみや思慕という感情が特徴的である。複雑性悲嘆治療という精神療法では，本章前半で説明した複雑性悲嘆についての心理教育から始まり，二重過程モデルに沿って，より積極的に生活を再建させていく作業と，喪失の事実やそれがもたらす悲しみに向き合う作業の両面に取り組む（Shear & Shair, 2005）。前者の生活再建のための取り組みとしては，故人がいない中で自分自身が充実感を感じられるような人生の目標を考え，実際にその取り組みを始めていく。また一方で，後者の喪失志向の取り組みとして，故人の死を知った状況を視覚化して繰り返し思い出すという作業も行う。そうした取り組みを通して，故人はもう戻りようがないのだという死についての最終性を受け入れ，死別という受け入れがたい事実と感情的な折り合いをつけていく。目標とされるのは，故人がいない世界でもなお，その人がその人らしく生きていけるようになることである。複雑性悲嘆治療においてPTGは治療の目標とはならない。しかし，治療の結果としてPTGが顕れたような姿を見せる人が多くいる。

　複雑性悲嘆からの回復を示した人は，その後も生きていく。故人はもはやこの世にはおらず，時間を共にすることもない。自分だけが存在し，老いていく。故人の年齢が積み重ねられることは，もはやない。しかし一方で，故人とのかかわりや縁は，故人の死後もまた続いているのに気づくようになる。故人とは，どこか特殊な，特有のつながりを感じるようになる。思い出そうと思えば思い出せる。存在を感じることができる。故人が，どこかで見ていてくれるような感じがする。そこには，複雑性悲嘆の状態で長年苦しんでいたとき，あるいは，まだ故人が生きていたときからは，想像もできないような自分の姿がある。生と死についてのとらえ方が変わり，自らの人生に終わりが来ることを，事実としてより深く理解できるようになったと思えるようになる。命，生死，他者が体験する死別に対して，以前はいだかなかった思いやりや共感を感じることもある。いま与えられている生を大事にして，自分の価値観や，周りの大切な人をより一層，大事にしていこうと思う。そのようなことを語る人が多い。この

ような姿は，PTGの1つの顕れとして理解できるかもしれない。

(3) ともに歩む関係

二重過程モデルでは，喪失志向の感情面での対処と，生活再建志向の現実的な対処の両方が大事であり，それらを行き来しながら悲哀のプロセスが進むと考えられている。ここでもう1つ重要なのは，そうした悲哀のプロセスを一緒に歩んでくれる存在である。愛着対象の喪失は世界に対する安全感の喪失である。最も信頼していた人からの隔絶は，人間世界からの孤立である。残された人は，"あの人がいないのだから他の人とかかわることに何の意味もない"と感じ，世界から身を閉ざす。こうしたときに，複雑性悲嘆の状態にある人にとって重要なのは，その悲哀のプロセスを共にしてくれる人の存在である。複雑性悲嘆治療ではCompanionship Alliance（コンパニオンシップアライアンス，共に歩む関係性）と呼び，特にこの点を重視している。完全に孤立している状態にある中で，セラピストがそのプロセスに寄り添い，一緒に回復の道を歩んでいく存在となる。そして，セラピスト以外にも，当人の周りの人とのつながりを取り戻していってもらう。セラピストはまず，悲嘆で苦しんでいる人とこれからのプロセスを共にしたいと願っていることを告げる。そして，その人にとっての故人を知ろうとする。残された人にとって，"自分の大切な人のことを知ろうとしてくれる人"がいることは，大きな心理的支えになることが多い。

PTGにかかわる臨床実践において，カルホーンとテデスキもこうした人間的なかかわりを非常に重視している点は興味深い（Calhoun & Tedeschi, 2012）。エキスパート・コンパニオン（Expert Companion）とは，患者に接する臨床家の有り様を示している。その有り様では，早く回復することや成長することを強要することなく，当人のペースで，喪失や心的外傷出来事のあとの生活を，人間的な思いやりをもって寄り添いながら時間を共にする。しかし一方で，専門家として心理社会的なプロセスの理解に基づき，必要な情緒的な処理や，認知的なナラティブの再構築を手助けすることも重要となる。専門家は，ただただ友人や家族のように親しく寄り添うだけでなく，その人がこれからよりその人らしく生きる方法を知り，それに基づいたかかわりをしていく。これは筆者らの私見であるが，エキスパートコンパニオンという概念は，複雑性悲

嘆における共に歩む関係性という概念よりも幅広い意味をもっているととらえられる。どちらも人間性と専門性をもって寄り添うことである点では同義であるが，複雑性悲嘆における共に歩む関係性では，人間性と専門性という意味合いにおいて，特に愛着や悲嘆についての専門性が重要となる。

3 おわりに

本章では，複雑性悲嘆の臨床理解とその支援について筆者らが主に依拠する考え方と，それを実践してきた経験をもとにして，悲嘆の臨床における心的外傷後成長の一端を描写した。複雑性悲嘆とPTGとの関係についての研究はまだそれほど多くはないものの，直接的に扱っている文献もいくつか見られる（Michael & Cooper, 2013; Wagner, Knaevelsrud, & Maercker, 2007; Znoj, 2006）。興味のある方は，それらを参照していただければと思う。

複雑性悲嘆という言葉に「複雑」という表現が含まれているので，どこか手のつけようのなさそうな，得体の知れないような印象を感じる人がいるかもしれない。本章を通して，悲しみは大切な存在が失われたからこそ生じるものであること，それ自体は尊い人間性の表れであること，失った人との関係性は人と人との関係性の中に生き続けること，そして，複雑性悲嘆に葛藤する人がまた新たな関係性や人生を歩める希望があることを伝えられたらと思う。

文献

Calhoun, L. G., & Tedeschi, R. G. (2012). *Posttraumatic growth in clinical practice*, New York, NY: Taylor & Francis.

Michael, C., & Cooper, M. (2013). Post-traumatic growth following bereavement: A systematic review of the literature. *Counsell Psychol Rev*, **28**(4), 18-33.

Shear, K., Frank, E., Houck, P. R., & Reynolds, C. F., 3rd. (2005). Treatment of complicated grief: a randomized controlled trial. *JAMA*, **293**(21), 2601-2608.

Shear, K., & Shair, H. (2005). Attachment, loss, and complicated grief. *Dev Psychobiol*, **47**(3), 253-267.

Shear, M. K., Simon, N., Wall, M., Zisook, S., Neimeyer, R., Duan, N, Keshaviah, A. (2011). Complicated grief and related bereavement issues for DSM-5. *Depress Anxiety*, **28**(2), 103-

117.

Stroebe, M., Schut, H., & Stroebe, W. (2007). Health outcomes of bereavement. *Lancet*, **370**(9603), 1960-1973.

Wagner, B., Knaevelsrud, C., & Maercker, A. (2007). Post-traumatic growth and optimism as outcomes of an internet-based intervention for complicated grief. *Cogn Behav Ther*, **36**(3), 156-161.

Znoj, H. (2006). Bereavement and posttraumatic growth. *The handbook of posttraumatic growth: Research and practice*,Mahwah,New Jersey:Lawrence Erlbaum Associates, Inc. pp.176-196.

第13章
PTG：その可能性と今後の課題

宅 香菜子

　2016年現在，PTGの研究は世界で進行中である。研究が行われている領域も，教育，医療，看護，心理学，社会学，哲学，社会福祉学など，多方面に広がりを見せ，この20年でおよそ1,500の論文が発表された。研究が増えるにつれ，本テーマが直面している問題点もまた明らかになってきた。

　第13章では，PTGに関する先行研究の知見をふまえ，現在どのようなことが問題となっているのか，今後どういった方向性が期待されるのか，その可能性と今後の課題，そして実践への示唆について論じる。

1　課題1：「PTGはPTSDの逆である」というとらえ方を再考する

　第1章で論じたように，PTGとは非常につらい経験をきっかけとした人間としての成長，その結果とプロセスを指す。その意味で，PTGは新しい概念ではない。むしろ多くの人が，「確かにそういうこともありえる」と，すでによく知っている現象に，ただ名前がついただけのことである。

　実際，この現象は，研究や実践場面においても，これまでさまざまなかたちで表現されてきた。「逆境からの成長」，「ストレスフルな経験に意味を見いだすこと」，「危機からの人格的な成熟」，「危機を乗り越えることで獲得されるア

イデンティティの発達」,「衝動と刺激要請にこたえることで促される自我機能の強化」,「課題解決プロセスにおける思考力の向上」,「外傷に引き続く個性化・社会化のプロセス」などはその一例である。

　英語でも"Stress-related Growth（ストレスに関連した成長）","Benefit Finding（ベネフィット・ファインディング：恩恵を見いだすこと）","Perceived Benefit（知覚された利得）","Thriving（スライビング：力強く生きること，成長すること）","Flourishing（繁栄すること，活躍すること）",そして"Transformational Coping（転換的ないしは変革的なコーピング）"など，類似の現象が，さまざまな研究背景のもとで説明されてきた。

　そのようななか，時間を追うごとにPTGというキーワードが徐々に人々の関心を集め，この20年で実証的研究が増加した理由には，「PTG」という用語そのものの覚えやすさもあるだろう。PTSD（心的外傷後ストレス障害）がこれだけ浸透した世の中であるからこそ，それと類似したPTGは，直感的に語呂がよく，目を引きやすい。しかし，その語感の類似性によって，「PTG」は「PTSD」の逆だという理解が蔓延していることは否めない。

　もちろん文字面が似ていることだけが理由ではなかろう。

　テデスキとカルホーンは，PTGを「大変なこころの苦しみを伴う出来事との精神的なもがきの結果生じる，ポジティブな変容」（Tedeschi & Calhoun,

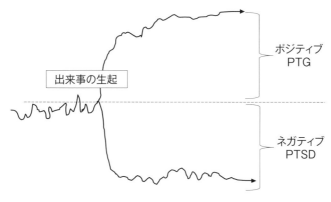

図13-1　分岐点というとらえかた

2004）と定義した。ここで，こころの成長を「ポジティブな変容」と表現したために，「ポジティブ，すなわちプラス方向への変容」がPTGであるならば，その反対の「ネガティブ，すなわちマイナス方向への変容」も存在するはずだという発想につながる。そして，PTSD症状を仮にトラウマをきっかけとして経験されるネガティブな変化だととらえるならば，PTGは同じトラウマをきっかけとして経験されるポジティブな変化であり，両者が逆方向の変化だという見方をもたらす。図13-1に示すように，出来事をきっかけとして「良い」方向に向かうか「悪い」方向に向かうか，出来事を岐路，分岐点だととらえる考え方である。

　しかし，こういったとらえ方で，PTGをPTSDの逆だと理解することは，以下2つの理由から注意が必要だと考える。

　第1に，先行研究の結果，PTGとPTSDの両方を同時に経験する人がかなりの数いることが知られている。例えば，シェイクスピア-フィンチらは，PTGとPTSDの関係について，42の論文の知見をメタ分析によって検討している。その結果，PTGとPTSDの間には正の相関関係，さらには第4章（p.52）でも言及されているように，両者は逆U字型の曲線関係としてもとらえられることを示している（Shakespeare-Finch & Lurie-Beck, 2014）。すなわち，PTGとPTSDは同時に経験される傾向が強く，「PTGを経験している人はPTSD症状が消失した人である」，あるいは「PTSD症状があるうちはPTGには至らない」といった，一次元上の逆方向を示すものではない。

　第2に，PTGをPTSDの逆だと概念的に理解し，両者を相反するものだととらえることは，実際のあり方とかけ離れるように思われる。生きている限り消えることのない苦しみに遭遇した人，解決という落としどころがない問題を抱えたまま生きている人に，PTGという実感が見え隠れするケースは少なくない。

　しかしながら，両者を相反するものだととらえることによって，「PTGを経験しているのであればPTSD症状は軽減しているはずなのになぜそうならないのか」，「PTSD症状が出ている状態で，PTGの実感があるのはなぜなのか」という問いを引き起こし，その答えを「それは，回避ないしは防衛のための一時的な方略として，PTG的な変化を経験したと思い込んでいるに過ぎないの

ではなかろうか」と帰結させる議論もある。

　もちろんこのような可能性にも目が向くことで，PTG表出の不適応的な側面（例えば，つらさを覆い隠すためにポジティブな側面のみに注目し，無理を続けたり，そのことによって支援を遠ざけたりといった状態）に光が当てられるという意義があるかもしれない。PTGに慰みを見いだし，何か本質的に大切なことから目を背けているという可能性もあるかもしれない。治らない，やり直しはきかない，状況の改善はない，という場面で，幸せにはなれずとも，楽にもなれずとも，せめて成長くらいはあるだろうとPTGに望みをつなげる以外のやり方がない閉塞状況もあるかもしれない。

　しかし，強いストレスを伴うような出来事を経験した本人ないしは周りの人が，「幸せと不幸」のように，「成功と失敗」のように，PTGとPTSDに関して二律背反的なとらえ方をすることは，自分の意思とはまったく無関係につらい出来事を経験せざるを得なかった人にさらなる苦しみを引き起こすかもしれない。と言うのも，PTSD症状が少しでも経験されている間は成長はないと言っているようなものだからである。

　したがって，これまでの我々の研究が「PTGとPTSDは逆のものである」という理解の仕方を推し進めてきてしまった反省があるとすれば，これからの研究は「PTGが経験されること」と「PTSDが治癒に至ること」がオーバーラップしても，同一ではないことを前提として，実施されるべきだと考える。

　「症状が治ってから」，「問題が解決してから」，「マイナスの部分がすべて取り除かれてから」PTGのプロセスが始まる，という考えを見直し，そこから脱却することを1つ目の課題に挙げる。

2　課題2：「PTGは結果である」というとらえ方を再考する

　PTGとは，非常につらい出来事を経験した人が，その経験をきっかけに，人間として成長するそのプロセスおよび結果を指す（Tedeschi, Park, & Calhoun, 1998）。「成長する（grow）」とは動詞であり，今この世に生きている人は，究極的には全員成長の途上にあると言える。そしてその中で，「外傷後

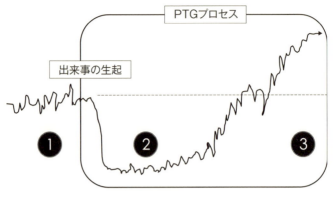

図13-2　PTGのイメージ

(post-traumatic)」という状況にある人は全員PTGの只中にあるはずである。PTGとは，それまでに築いてきたすべてが崩れるような，目の前が真っ暗になるような出来事を経験した，まさにその瞬間から始まるプロセスである。このプロセスは，認知的なプロセスであり，感情的なプロセスでもあり，そして社会的なプロセスである（Tedeschi & Blevins, 2015）。図13-2に示したように，出来事直後からPTGのプロセスは始まっている。

　とは言っても，トラウマ直後に「PTGプロセスが始まっている」ととらえることは難しい。それはまるで，「今，私たちは生きている」という事象を「今，私たちは死に向かって進みつつある」ととらえることが心情的に難しいことと似ているようにも感じる。PTG研究の中で聞かれる「PTGを語るには時期尚早ではないか」という問いは，「PTG」がたとえ理論上，トラウマの生起直後に始まるプロセスだとしても，そこには，それを口にしたり考えたりするための充分な期間，状況的な準備が必要であり，PTGにはタイミングを選ぶ性質があることを示している。

　図13-2にイメージを示したように，❶それが起きる以前の生活はそれなりに穏やかなものであり，そのことが起きたことで，自分がこれまでに築いてきたものや信念がすべて崩れるような経験となったという自覚があること，❷その

ことをきっかけとして「立ち直る」ことが非常に難しく，悩み，苦しみ，あれやこれやといろいろなことを考えたり，じたばたしたりという，もがきがあり，❸「今，ここで」それまでの自分を振り返ったときに，そのことなしではありえなかったような新しい何かがあるなど，「成長」という言葉で表しえるような変化があった場合に，PTG は自覚される。そしてこの変容はがらっと質的に変わることもあれば，徐々に量的に変わることもあり得る。「今，ここで」の実感を「結果」としてとらえがちではあるが，PTG は終わりのないプロセスのはずである。

　しかし，結果のみに焦点を当てて PTG をとらえる傾向はある。

　その一因は，その測定具として使われてきた「PTGI（Posttraumatic Inventory：心的外傷後成長尺度）」にもある。この尺度に含まれている項目は，「一日一日をより大切にできるようになった」のように表現されており，その回答様式が「そのような変化をまったく経験しなかった」から「かなり強く経験した」という選択肢で示されている。そのため，ここで得点化される内容は，PTG の実感が「今，ここで」あるかどうかという「ある一時点での結果」を反映する。

　それに加えて，これまでに発表されてきた論文のほとんどが，PTGI の得点を従属変数すなわち結果変数に据えているため，どうしても PTG を「結果」だとみなす傾向が強くなってしまう。

　しかし，こういったとらえ方で結果としての側面を強調することは，以下3つの理由から，注意が必要だと考える。

　第1に，PTG を結果だとみなすと，PTG をゴールに据えるような考え方をうむ。トラウマを経験せざるを得なかった人は，戻せるものなら時計の針を戻したい，自分の成長云々よりも，このような苦しみが二度と起こらないように，そして今の苦しみをとにかく少しでも楽に，という必死の思いであることが多い。その場面において，PTG を結果に据えることは，「自分には無関係のもの」，「手が届かないもの」，「そもそも，そんなことは望んでもいないもの」と，PTG に背を向けることにつながり，不必要なまでに PTG を敷居の高いものにする可能性がある。

　第2に，PTG を結果だととらえるとプロセスとしての意義が充分に認識さ

れない。トラウマ後に自問自答を繰り返したり，気晴らしをしようとしてみたり，解決に至る道を探索したり，信頼できる人に話を聞いてもらったり，あるいは信頼できると思って話したのに裏切られてまた苦しんだり，自分を守るためにすべてから逃避したり，といったさまざまなこころの動きはすべて PTG という大きなプロセスの一部である。しかし，PTG を結果だととらえると，このプロセスの間じゅう「PTG にはまだ至っていない」という認識につながり，「いつ PTG に至るのだろうか」という懐疑とプレッシャーで，むしろさらなる苦しみをうみかねない。

しかも，結果に重きをおくと，見える形での表現，例えば，「そのことがあって，いろいろと考えさせられ，自分は良い方向に変わりました」といった言葉に PTG を見がちとなる。すると，その表現に翻弄され，表現は「今，ここで」の気分や感情，状況次第で，変化するものであるため，それに一喜一憂することの是非もある。

第 3 に，先行研究では，トラウマからの経過期間が PTGI 得点に影響を及ぼすという知見はほとんど見られない。それでも心情的に，そして倫理的に，トラウマ直後に PTG を問うことは不謹慎だとみなされ，ためらわれる。けれどもそのような社会のあり方が，直後にうっかり表出された PTG を排斥するように作用することも事実である。PTG の表出が憚られる状況や社会もあれば，PTG の表出を求められる状況や社会もある。これらは「結果」ないしは「表現形式」としての PTG にウエイトがおかれるからこそではなかろうか。

したがって，これまでの研究で「PTG は結果」という認識を推し進めてきてしまった点があることを認め，次なる課題として，常に変わりえる PTG のダイナミックなプロセスを明らかにするような研究が必要だと考える。「成長すること (Growing)」は，「学習すること (Learning)」や「愛すること (Loving)」，「生きること (Living)」と同じく，終わりのないプロセスとしてとらえることが可能なはずである。

トラウマ直後から始まるプロセスの全体を PTG という枠組みでとらえてゆくことを，2 つ目の課題に挙げる。

3 課題3：「PTGI に含まれていない PTG がある」という視点を再考する

　PTG 研究でよく用いられている自己回答式の尺度「PTGI」は，もともと 34 項目あったものを，因子分析という統計的手法により 21 項目に絞り，1996 年以後，さまざまな言語に翻訳して使われているものである。

　PTG 研究の課題を挙げるとき，この尺度にまつわる問題を指摘することは多い。例えば，この尺度に含まれる 21 項目は 5 つの因子で構成される（Taku, Cann, Calhoun, & Tedeschi, 2008）が，本当に 5 因子解が最適であろうかとか，その中の一因子「精神性的変容」は信頼性や妥当性に問題があるのではなかろうかとか，尺度はアメリカ人を対象に開発されたので他の国の人にあてはまらないのではないか，といった問題点である。

　また各項目の内容面でも，「他の人たちとの間で，より親密感を強くもつようになった」という項目に対しては，より親密感をもつことが PTG だとは限らず，むしろ「人との距離感がよくわかるようになってきた」とか「孤独を受け入れることができるようになってきた」のような PTG があってもよいのではないかとか，「思っていた以上に自分は強い人間である」というよりは「弱い人間であることを受け入れるようになった」という方が適切ではないか，といった提案である。

　さらに，5 つの因子には含まれていないような成長，例えば健康行動の促進であるとか，地域社会への貢献であるとか，自然や動物への愛であるとか，次世代に継承してゆくような活動とか，根本的な性格やアイデンティティが変わること，などが抜け落ちているのではないかといった案である。

　こういった提案や疑問に答えるため，多くの研究者が特定の参加協力者により適合する PTG の表現や内容の探索に，主に質的アプローチを用いることで，エネルギーを注いできた（Shakespeare-Finch & Copping, 2006）。

　私自身も，「PTGI」はもともとアメリカで開発されているため，より日本人に適した尺度を作成することが必要だと考え，面接や質問紙を使って『ストレス体験をきっかけとした自己成長感尺度』を作成した（宅，2010）。

しかし，面接や自由記述によって「成長」の具体的内容を収集するような研究を日米で続けてきて感じることは，個人差も大きいうえに，同じ人の中でも時間を追うごとに変化するため，きりがないということである。「アメリカで開発されているからこれらの項目は，アメリカ人の多くにフィットしていて，日本人の多くにはフィットしない」という議論が不毛にさえ思える。

一生，病とは無縁に生きること，家族と笑顔で過ごすこと，受験に合格すること，良い会社に入ること，結婚すること，断捨離すること，お金持ちになること，幸せになること，ボランティアをすること，人生の勝ち組と呼ばれること，趣味をもつこと，友達をたくさんもつこと，一体どのような内容であれば大多数の人間の生きる目標となり得るのか。トラウマを経験した直後と数カ月後，数年後，数十年後を通して統一できるような「人間としての成長」の内容を操作的に定義し設定することが現実に適合するだろうか。

何をもって成長かという問いは，人によっても違うし，その人の中でも異なる。多様性を認めるということは，「こころの成長」の内容も，感じ方も，表現の仕方も，解釈の仕方も，その意味も，すべて異なる可能性を認めるということである。

PTGIという尺度は，心理学などで使われている他の自己記述式の尺度と同じようにその信頼性と妥当性が多くの論文でチェックされてきた。そして現在のところ，信頼性と妥当性（構成概念妥当性，基準関連妥当性，因子妥当性など）を充分兼ね備えた尺度であると結論づけられ，さまざまな場面で用いられている。PTGIの「精神性的変容」因子に関する項目が2項目しかないうえに，内容も宗教に特化しており問題である，という批判に関しては，現在，実存的な側面も考慮に入れて新たに4項目が付け加えられたPTGI-X（Expanded PTGI：拡張版PTGI）が開発中である。

とは言え，もし仮に，上述のように「何をもって成長かという問いは人によって違う」ということを認め，「PTGI-Xに含まれている成長の項目が，すべての人に同等にはフィットしない」ということが示されたならば，それはすなわち尺度の妥当性に問題があるということであり，妥当性の高い項目のみが生き残り，他はすべて削除されることになるだろう。そして，価値観が多様な社会を認めようとすればするほど，どの項目も残らなくなり，価値を伴うようなこ

ころの動きを測定する尺度は消失するだろう。

　妥当性を高めるために，仮に調査対象者の属性をなるべく同質にして，少なくともそのグループだけには適合すると信じることができるようなPTGIを開発したとしても，そのグループに典型的な人以外は，結局，皆外れることになるだろう。

　したがって，次なる課題としては，研究者が操作的に定義して「あなたが所属する集団の多くの人にとって，以下の内容がPTGだということが見いだされましたので，あなたにも多かれ少なかれあてはまるかもしれません」というかたちで項目を呈示して回答を求めるスタイルそのものを再考する必要があると考えている。できることなら，各人が「今，ここで」の自分なりのPTGを定義しうるような研究方法を開発することが理想ではなかろうか。

　「日本人」，「日本人の男性」，「日本人の男性で震災を経験した人」，「日本人の男性で震災を経験した当時40代だった人」というように，グループをどんどん狭めていくことによって，そのグループ内で共通に観察されるPTGをあぶりだそうとすることよりは，一人ひとり異なるPTGを，個性をいかしたまま，研究してゆく方法に挑むことを3つ目の課題に挙げる。

4　課題4：「PTG」を臨床実践に応用するための議論を深める

　2015年12月に厚生労働省が「ストレスチェック制度」を導入したように，メンタルヘルスに対する関心が社会全体というレベルで高められてきた。健康心理学やポジティブ心理学の発展に伴い，人の強みや可能性，健康増進のための促進要因に焦点をあてた臨床実践も増えてきた。近接概念であるレジリエンスの研究は世界中で1990年代以降，爆発的といってもよいほどに増加している。社会が変わりつつある。

　したがって，4つ目の課題として，支援活動や心理療法，医療場面，教育場面，企業などでPTGをどう活用することができるのか，レジリエンスとの関連をどうとらえることができるのか，さらに議論することを挙げたい。

　ここにおいて重要な視点は，何らかのはたらきかけ，介入の効果を測定する

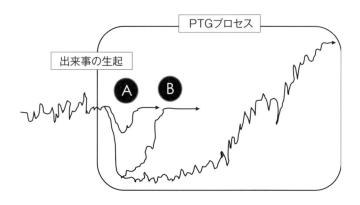

図13-3 レジリエンスとPTGのイメージ

ためにPTGに注目するという応用の仕方ではなく，長谷川・若島（2013）が示しているように，実践にかかわるグループが共有する「理念」として，あるいは，実践をより高めてゆくための「一視点」として導入するという方法が理想だと考える。つまり「枠組み」としての活用方法である。

そのためには，図1-1（p.11）で示したPTGのメカニズムや，本章の図13-2において示したPTGのプロセスのイメージを活用することが可能であろう。具体的には以下3点について再考したい。

第1に，PTGは，それまで築いてきた信念や価値観が崩れ，目の前が真っ暗になるような「揺さぶられ体験」があり，それに引き続いてもがきのプロセスがあることを必要条件としている（p.200　図13-2の❶と❷）。

しかし，非常にストレスフルな出来事を経験した人のすべてがそれによって「揺さぶられ」「もがきを経験する」とは限らない。誰が見ても非常にストレスフルだと思うような出来事を経験しても目の前が真っ暗になるとか，信じてきたことを問い直さざるを得なくなったという経験はせずにそのままあまり影響されない場合がある。図13-3の❹のようなイメージである。あるいは，危機的な状況になったとしても，自分自身の性格やとらえ方，周りのサポートなどによって，もがきや悩み苦しむ状況が長引かず，比較的すみやかに回復する場合

がある．図13-3 の❸のようなイメージである．これら❹や❸のラインがレジリエンスが高い場合のイメージを描いたものである．

　PTG を経験することによって，レジリエンスが高くなるというケースは多くとも，レジリエンスが高い人はPTG を経験しづらいのではなかろうかと，テデスキ（Tedeschi, 2011）が示唆していることと通ずる．

　第 2 に，PTG は表に何らかのかたちで表現されてはじめてその自覚があると認識されるため，図1-1（p.11）に示した理論モデルの中では，ナラティブの発達と並列関係にあると論じられている．しかし，先に，表現形態は人によって違うと論じたように，ナラティブのかたちとして PTG が表現されないケースはある．

　これと同じことは PTG モデルの他の部分でも言える．つらい出来事を経験したとき，少しでもはやく楽になりたいという気持ちがあったとしても，つらさを抱え，もがきを経験することが成長のプロセスに通ずるという社会通念が PTG のモデルでも示されている．ならば，そういったもがきをほとんど伴わない PTG と「悩み苦しんだ末に」実感される PTG はどう違うのだろうか？ その効果が長期に及ぶとか，成長のレベルが深いとか，そういう違いがあるのか研究することが必要だろう．

　第 3 に，今の研究の枠組みでは，基本的に PTG は個人にみられることを想定している．しかし，言うまでもなく PTG は二者関係（親子，カップル，カウンセラーとクライント，医師と患者など），三者関係，集団，組織，社会と，さまざまなレベルで経験され得る（高桑，2013）．

　PTG とは人や集団，社会が，トラウマとなる危機的事象に遭遇した直後から「主体」として変化してゆくプロセスであるため，そこにかかわる全員が自分の人生の「主体」として成長途上にあることを認めたうえでの相互作用となる．そしてそれらの相互作用の中で，人が，カップルが，グループが，社会が，文化が発展してゆく．したがって，集団ないしはシステムで PTG をとらえる意義を考え，研究をデザインし，実践に適用してゆくことを 4 つ目の課題とする．

5　課題5：「PTGは矛盾をはらむ」ことを前提とした研究方法の確立

　人は，トラウマを経験しようとも経験せざるとも，常に変化し続ける。昨日と今日がまったく同じではいられない。同時に，人は変わることが難しいと感じる。ずっと同じところをぐるぐるまわっているように感じることもある。
　大変につらい出来事を経験した際，なぜこんな目に自分が遭わねばならないのか，まったくの不可抗力でどうしようもなかったことがわかっていても，こころのどこかで，もしかしたら避けることができたのではなかろうか，何かの因果があったのではなかろうかと，考えることがある。
　自分はひとりではないと思う反面，ひとりだとわかっている。人生に生きる意味などないと知っていても（あるいはあると知っていても），そこに意味があるのではないか（あるいはないのではないか）と考える。これら相反する考えや信念は「PTG」として，共存しうるはずである。
　したがって，研究方法として「あなたの人間関係はそのことをきっかけとして良い方に変わりましたか，あるいは悪い方に変わりましたか」といった問いや「あなたの性格はそのことをきっかけとして明るくなりましたか，あるいは暗くなりましたか」といったような，正負あるいは左右どちらかを強制的に選択するようにしむける方法論はPTGにはふさわしくない。両方を同時に選べるような工夫が必要だ。
　一見，逆方向に見える変化の両方を同時に測定した研究が，ベイカーらの「PTGI-42」である（Baker, Kelly, Calhoun, Cann, & Tedeschi, 2008：日本語版は現在開発中である）。これは「PTGI」21項目をすべて逆転させた項目とオリジナルの21項目の合計42項目からなっている。例えば，「（そのことをきっかけとして）新たな関心事を持つようになった」とか「（そのことをきっかけとして）自分の感情を表に出しても良いと思うようになってきた」というPTGIのオリジナルの項目に対応させて「（そのことをきっかけとして）前よりも関心を持つことが少なくなった」とか「（そのことをきっかけとして）自分の感情を表に出したくないと思うようになってきた」といった項目が含まれている。

相反するような内容であるにもかかわらず，ベイカーらの研究では，平均して約27％の人が，両価的な変化を同時に経験していることが示されている。

本書を通して，PTGのイメージは人によってさまざまであることを示してきたが，その1つは「螺旋」である。スポーツ競技者が経験するさまざまな危機からの人格形成を論じた中込（1993）の表紙には網の目を含んだ螺旋が描かれている。下の図13-4に示したように，PTGとは，どちらか一方向に線で上がったり下がったりというイメージよりは，螺旋で行きつ戻りつする表現の方が合うかもしれない。

もしくは，何か線というよりは「面」になるような広がりを伴うイメージが合うかもしれない。

また，宅（2014）においてその表紙にさまざまな色からなる螺旋を描いたのだが，PTGとは同じところをまわりつつも，いろどりが増えるようなイメージが合うかもしれない。

また別の人は，そこに存在した何かが，徐々に霧が晴れるように見えてくるイメージ，濃淡のイメージが合うかもしれない。

少なくとも，「良い方に変わったか」「悪いほうに変わったか」「変化はないか」，どちらなのか，という問いでPTGを描き出すことは無理である。

したがって，5つ目の課題としては，これらさまざまなイメージをもつ，本

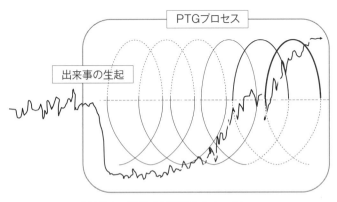

図13-4　PTGの螺旋のイメージ

来非言語である「PTG」という現象を理解するにあたり，矛盾を解決することをもってPTGととらえるのではなく，矛盾をはらんだ概念であるという前提で研究や臨床を進めることを挙げたい。

6　課題6：「PTGは縦断研究でないとわからない」という考えの再考

　PTG研究の多くが，一回限りの横断的方法によっている。
　これらの研究方法では，その調査時点ないしは面接時点において「今，ここで」自分に最も影響を与えた過去の出来事を振り返り，それが起きる前の状態と，回答を求められている今ここでの状態を比較し，自分がどう変わったと感じているかに焦点を当てる。
　けれども，「それが起きる前の状態」を，すべての調査協力者が正確に覚えているとは限らない。いやむしろ，それを正確に客観的に思い出す術はない。
　したがって，回答の際には，過去のある一時点と今の比較にあたり，認知的なバイアスがかかるため，記憶は再構成され，主観的に「今，ここで」どう変わったと感じているかという点に集約される。
　それゆえ，PTG研究で最も問題にされるのが，客観的な変化（＝真の成長）がおさえられていないという点である。
　客観的な変化を測定するためには，その出来事が起きる前に，そのときの状態を記録しておき（タイム1），出来事直後にその状態を記録し（タイム2），さらに出来事からある程度経過したあとの状態を記録し（タイム3），最終的に「今，ここで」の状態を記録する（タイム4）必要がある。
　そしてこのすべてのポイントを相互比較することによって，実際にどれくらい変わったかが客観的に明らかにされるはずだという案である。
　この案は非常に多くの研究者によって提示されている。PTGIを用いた論文の考察部分を見れば，ほぼすべての論文が今後の検討課題として縦断研究の必要性を挙げている。しかし，この方法は万能ではないと考えている。その理由は，人が成長するというプロセスと客観的な変化が必ずしも対応しないと考えるからである。

トラウマが起きる前「自分は毎日のちょっとしたことに感謝している」と感じていたかもしれない。トラウマが起きたあと「今になってやっと，本当に毎日のちょっとしたことに感謝するようになった」と思うかもしれない。その数年後まったく別の出来事を経験して「あのときそう思ったけれど，今はじめて，本当の本当にちょっとしたことに感謝するようになった」と思うかもしれない。その「本当の本当に」の部分は人によって程度の差として実感されるかもしれないし，質の差として実感されるかもしれない。あるいは表現の差に過ぎないかもしれない。けれども，そのすべての時点で回答を得ていたとしても，引き算すると「変化なし」という結果になるかもしれない。

したがって，成長が変化のプロセスであるからこそ，逆説的だが「今，ここで」の感覚に焦点を当てることこそが重要だと考える。

7 まとめ

長い目で見て人が進化を遂げてきたように，人間がこの世に生を受けたあと，皆，発達するように，すべての人は成長の途上にある。それはトラウマを経験しようとせざると変わらない。しかし，私たちの多くは，必ずしもトラウマと成長をつなぎあわせては考えない。PTGに名を借りて，生きること，死にゆくことの中に，トラウマからの成長という視点が定着することを願う。

文献

Baker, J. M., Kelly, C., Calhoun, L. G., Cann, A., & Tedeschi, R. G. (2008). An examination of posttraumatic growth and posttraumatic depreciation: Two exploratory studies. *Journal of Loss and Trauma*, **13**, 450-465.

長谷川啓三・若島孔文（2013）．震災心理社会支援ガイドブック——東日本大震災における現地基幹大学を中心にした実践から学ぶ　金子書房

中込四郎（1993）．危機と人格形成——スポーツ競技者の同一性形成　道和書院

Shakespeare-Finch, J., & Copping, A. (2006). A grounded theory approach to understanding cultural differences in posttraumatic growth. *Journal of Loss and Trauma*, **11**, 355-371.

Shakespeare-Finch, J., & Lurie-Beck, J. (2014). A meta-analytic clarification of the relationship between posttraumatic growth and symptoms of posttraumatic distress. *Journal* of *Anxiety Disorders*, **28**, 223-229.

高桑和巳（2013）．成長――生命の教養学IX　慶應義塾大学教養研究センター

宅香菜子（2010）．外傷後成長に関する研究――ストレス体験をきっかけとした青年の変容　風間書房

宅香菜子（2014）．悲しみから人が成長するとき――PTG（Posttraumatic Growth）風間書房

Taku, K., Cann, A., Calhoun, L. G., & Tedeschi, R. G. (2008). The factor structure of the Posttraumatic Growth Inventory: A comparison of five models using confirmatory factor analysis. *Journal of Traumatic Stress*, **21**, 158-164.

Tedeschi, R. G. (2011). Posttraumatic growth in combat vererans. *Journal Psychology in Medical Settings*, **18**, 137-144.

Tedeschi, R. G., & Blevins, C. L. (2015). From mindfulness to meaning: Implications for the theory of posttraumatic growth. *Psychological Inquiry*, **26**, 373-376.

Tedeschi, R. G., & Calhoun, L. G. (2004). Posttraumatic growth: Conceptual foundations and empirical evidence. *Psychological Inquiry*, **15**, 1-18.

Tedeschi, R. G., Park, C. L., & Calhoun, L. G. (1998). Posttraumatic growth: Conceptual issues. In R. G. Tedeschi, C. L. Park, & L. G. Calhoun, (Eds.), *Posttraumatic growth: Positive changes in the aftermath of crisis*.Mahwah New Jersey:Lawrence Erlbaum Associates. pp.1-22.

おわりに

　本書の全体像が企画されたのは，2015年春のことだった。
　2010年に仲間とスタートした「PTG・レジリエンス研究会」が徐々に軌道に乗り，PTGをキーワードとして，一冊の本を編集できるくらいにまで，それに関心をもつ研究者や臨床実践家が増えている実感があった。また，東日本大震災から徐々に時間がたち，そろそろこういう本があってもよいのではないかという声もあった。
　しかし，紆余曲折あり，本書の執筆がスタートしたのは2016年に入ってからとなった。3月末に原稿の締め切りがあり，4月から5月にかけて，多くの執筆者が編集作業に追われた。
　その真っ只中，4月14日から熊本，大分で地震が起きた。テレビやインターネットの映像を通して，ライフライン，交通網等の被害が伝えられ，放心状態，悲しみ，絶望，怒り，あきらめの最中にいる人たちの声や表情が届けられた。
　タイミング的に「この状況でPTGについて書くのか」という見えない不謹慎の壁と向き合わねばならなかった先生方も多かったと思う。
　けれども，それを感じるたびに，私自身PTGに関して述べたいことがたくさんあり，またPTGに関していろいろな先生方のお考えを一冊にまとめて世に出したいという気持ちが強く，これ以上先延ばしにすると，むしろPTGを研究することの弊害が大きくなってしまうのではという懸念もあった。
　例えば，「PTGはある程度落ち着いてから」という声はとてもよく聞かれる。けれども，トラウマを経験した人に会えば会うほど，落ち着くときなんて一生来ないと感じている場合がたくさんあることを知る。3年たっても5年たっても，20年たっても，そのことが昨日のことのように鋭い痛みをもって経験される。
　なぜその人たちに無関係な，やたらとたいそうなもののような取り扱いで「PTG」が一人歩きしつつあるのだろうかと歯がゆく感じたこともある。
　この20年でPTGという言葉が徐々に知られるようになるにつれ，「PTGとはつらいことが起きても，逆にそれがあってよかったと思えるようになることだ」とか，「PTGはトラウマを経験したすべての人に生じるのだから，そこか

ら成長できない人はこころが弱い。専門家の援助を受けるべきだ」とか、「レジリエンスを高めるプログラムに参加すればPTGも経験できる」など、誤解だと、私が感じるような見方がたくさん出ている。

　もちろん「誤解だ」と考えるのは、私の主観だ。だからこそ本書で、さまざまなバックグラウンドをもつ研究者や臨床家が、さまざまな立場からPTG、あるいはPTGとは名づけないものの「危機的・ストレスフルな状況から人が成長するということ」について議論したものを一冊にまとめたいと考えた。

　英語では2006年に、29人の研究者や臨床家がそれぞれの立場からPTGに関する意見をもち寄ったハンドブックが出版されている（カルホーン・テデスキ，2006，宅・清水監訳『心的外傷後成長ハンドブック』医学書院）。したがって、それからちょうど10年で、『PTG 心的外傷後成長――トラウマを超えて』（近藤卓編著，金子書房，2012）に引き続いてPTGの「ハンドブック」なるものを世に出せたことを嬉しく思う。

　私たち27名の執筆者は、内容について整合性を図ることを意図していない。皆それぞれ違う考え方があることを尊重してのことである。

　編集を終えて振り返ってみると、「PTG」というキーワードそのものはどうでもよいようなものだと思う。「PTG」が何かということが大切なのではなく、むしろ「PTG」にこだわらず、今まさに苦しみの中にいる人たち、苦しみの中にいる人たちと共に歩む周りの人たち、そして苦しみの中にいる人に専門的な援助を実行している人たちにとって、成長という、（あえて言うが）「当たり前のこと」を今一度いちど思い返してもらうことが大切だと考える。

　最後になったが、本書の完成まで細部にわたってサポートしてくださった金子書房の岩城様にこころからお礼を申し上げる。そして、原稿を御執筆くださった諸先生方の御尽力に感謝する。先生方のご寄稿なくして本書はありえない。そして本書の執筆にかかわった著者たちに、生きること、死ぬこと、成長することについて考えるきっかけをくださったすべての方々を含み、我々一人ひとりの人生が、人類の大きな流れの一点として、今まさに文化を創っていることを記して、本書のまとめとする。

　2016年6月

編著者　宅　香菜子

索引

あ

愛着 …………… 146, 186, 191
曖昧性耐性 ………………… 75
アスリートの心理サポート
　　　……………… 82, 86
アスリートの来談行動 ……… 88
新たな可能性 … 6, 15, 29, 31, 40, 53, 103, 131, 142, 162, 176
安全感 ……………… 191, 193
意志力 ……………………… 122
意図的熟考 …………… 18, 19, 115
いのちの教育 ……………… 65
意味づけ（meaning making）… 115
ウェルビーイング ………… 15
ウェルホームド・ゴール ……… 160
エキスパート・コンパニオン
　　　……………… 45, 184
エキスパート・コンパニオンシップ
　　　………………………… 24
遠隔的文化 ………………… 14
演技課題 …………………… 161
援助要請行動 …………… 184, 185
横断的方法 ………………… 210
応用行動分析 ……………… 181

か

外向性 ……… 74, 119, 120, 121, 124
外集団排斥 ……………… 138, 141
外傷後成長 ………………… 20
　⇒「外傷後成長」は「心的外傷後成長」，「PTG」も参照のこと。
外傷体験 …………………… 37
　⇒「外傷体験」は「心的外傷体験」，「PTG」も参照のこと。
回避・逃避行動 ……… 175, 178, 181
開放性 …………… 74, 119, 121, 125
仮設住宅 …………………… 166
家族 ……… 14, 31, 38, 43, 46, 56, 58, 64, 158, 168, 169, 170, 193
語る ……… 13, 25, 189, 192, 200
価値観 … 10, 14, 18, 23, 72, 145, 171, 192, 206
がん患者 … 38, 42, 51, 105, 110, 184
関係希求 …………………… 140
がんサバイバー …………… 3
感情の共有 ………………… 70
緩和ケア …………………… 43
危機 … 4, 7, 37, 72, 82, 85, 121, 131, 133, 196
危機事象 ………………… 83, 84
危機様態パターン ……… 84, 85
基本的自尊感情 … 66, 67, 68, 70, 73, 75
客観的 …… 7, 9, 10, 51, 75, 138, 210
急性悲嘆 ………… 187, 188, 189, 190
協調性 … 74, 119, 120, 121, 122, 125
共有 … 13, 70, 154, 162, 169, 206
共有体験 …………………… 70
曲線（的）関係 …………… 53, 198
近接的文化 ………………… 14
勤勉性 ……… 74, 119, 121, 122, 133

健康行動 ……………………… 203
向社会的行動 ………………………… 8
交通事故 ……………… 3, 20, 29, 131
行動活性化療法 ……………………… 181
コーピング …… 55, 58, 101, 102, 197
コーピング・クエスチョン …… 162
個性化 ………………… 82, 86, 197
コツ獲得 ……………… 91, 92, 93, 94
コツ獲得のプロセスモデル … 93, 94
コミュニケーション理論 ……… 163
コラムシート ……………………… 177

さ

再カテゴリ化 ……………………… 141
在宅避難者 ……………………… 168
自我機能 ……………………… 197
資源 ……………… 8, 46, 169, 173
思考の柔軟性と多様性 ……… 176
自己開示 ……………… 12, 13, 42
自己効力感 ……………… 55, 66, 70
自己組織性 …………… 154, 155, 156
自己分析 ……………… 12, 42, 178
自己有能感 ……………………… 66, 70
自己有用感 ……………………… 66, 70
自死対策プロジェクト ………… 157
支持的なかかわり ………………… 46
自然に対する感性 ………… 39, 40
自尊感情 … 8, 65, 66, 67, 68, 69, 76, 99, 122, 123, 137
自尊感情希求 ……………………… 139
疾患モデル ……………………… 44
実存主義 ……………………… 2, 73
質的 …… 21, 25, 36, 103, 105, 201

死についての最終性 …………… 192
死別 …… 3, 135, 186, 187, 190, 192
思慕 ……………………… 188, 192
社会的自尊感情 ……… 67, 68, 70, 71
縦断研究 ……………… 71, 132, 210
主観 ……………………………… 7
主観的 ……………………… 138, 210
主観的ウエルビーイング ……… 15
熟考 …… 12, 13, 18, 24, 42, 115, 178
⇒「熟考」は「反芻」も参照のこと。
象徴的不死（symbolic immortality）
……………………………… 137
象徴的防衛 ……………… 137, 144
情緒的苦痛 ……………… 10, 41, 116
焦点を当てた対処 ……………… 189
小児がん ……………… 51, 53, 55, 57
神経症傾向 ……………… 119, 121, 122
人生に対する感謝 … 6, 29, 57, 103, 131, 162, 176
人生への感謝 ……………… 39, 48
身体活動 ……………………… 97
心的外傷後ストレス障害
……………… 51, 172, 192, 197
⇒「心的外傷後ストレス障害」は「PTSD」も参照のこと。
心的外傷後成長
… 2, 35, 52, 95, 117, 152, 186
⇒「心的外傷後成長」は「外傷後成長」、「PTG」も参照のこと。
心的外傷後成長尺度 ……………… 5
⇒「心的外傷後成長尺度」は「PTGI」も参照のこと。
心的外傷体験 ……………… 51, 52, 152
⇒「心的外傷体験」は「外傷体験」も参照のこと。

侵入的熟考 ……………… 18, 19, 42
　⇒「侵入的熟考」は「反芻」も参照
　　のこと。
信頼性 ………………… 107, 204
心理辞書的研究 …………… 118, 122
ストレス … 3, 18, 77, 97, 99, 133, 172,
ストレスに関連した成長 ……… 197
　⇒「ストレスに関連した成長」は
　　「Stress-Related Growth（SRG）」
　　も参照のこと。
ストレングス ……………… 159, 162
スポーツ ……………… 82, 97, 99
スポーツカウンセリング …… 87, 89
スポーツ競技者 ………………… 99
スポーツ障害 ……………… 89, 90
スポーツ心理学 ……………… 86, 98
スリー・ステップス・モデル
　……………… 154, 155, 159
生活習慣 ………………… 71, 72
精神性的な変容 …… 6, 29, 103, 176
精神的苦痛 ……………… 42, 48, 132
成長モデル ……………… 44, 45
切望 ………………… 180, 188
　⇒「切望」は「yeaning」も参照のこと。
セルフモニタリング ……… 177, 178
相互性 ……………… 84, 85, 86, 95
操作的定義 ……………… 3, 5, 7
喪失 …… 43, 64, 108, 116, 187, 188
喪失志向の対処 ……………… 190
ソーシャルサポート
　……………… 8, 41, 42, 55, 57, 71, 72
促進要因 …… 37, 38, 41, 88, 184, 205
ソリューション・フォーカスト・ブリー
　フセラピー …… 153, 159, 161

存在脅威管理理論
　（terror management theory）… 8, 135
存在論的恐怖 ……………… 135, 136

た

代償性 PTG（Vicarious PTG）… 32
他者との関係 ……………………
　　5, 29, 39, 57, 103, 131, 142, 162
妥当性 ……… 41, 138, 176, 178, 204
多様性 ………… 9, 50, 175, 176, 204
知能 ……………………… 123, 125
中核的信念 ……………… 10, 18
調節（accommodation）………… 115
直接的不死（literal immortality） 137
同一性地位面接法 ……………… 84
同化（assimilation）…………… 115
統合された悲嘆 ……………… 188, 189
ともに歩む関係 ……………… 193
トラウマ 3, 28, 36, 37, 63, 72, 131, 163

な

内的必然性 ……………… 89, 93
ナラティブ …… 14, 42, 193, 207
二者関係 ……………… 207
二重過程モデル … 189, 190, 192, 193
日本人の文化的背景 ………… 36
日本文化 ……………… 40
二律背反 ……………… 82, 199
人間としての強さ 6, 29, 39, 40, 53, 56,
　103, 131, 162, 176

認知行動療法 …… 46, 110, 172, 176
認知の歪み ……… 173, 174, 175, 176
ノーマライズ ………… 154, 155, 159

は

パーソナリティ… 8, 55, 74, 82, 88, 117, 185
パーソナリティ特性語 ………… 118
パーソナリティの変化 …… 124, 125
曝露療法 …………………… 155
反芻 …… 12, 13, 24, 42, 115, 178, 187
⇒「反芻」は「熟考」,「侵入的熟考」も参照のこと。
東日本大震災 … 153, 154, 166, 168, 170
非言語 ……………………… 210
被災地域 ……………… 168, 170
悲嘆 …… 109, 186, 187, 188, 192
ビッグ・ファイブ ……… 74, 75, 118
非認知特性 ………………… 125
複雑性悲嘆治療 … 186, 187, 192, 193
復興住宅 …………………… 167
フリン効果 ………………… 123
プロセス 28, 67, 93, 94, 108, 142, 143, 159, 169, 175, 176, 187, 193, 196, 197, 199, 201, 206, 210
文化的世界観（cultural worldview） ……………………………… 136
文化的不安緩衝装置（cultural anxiety buffer）……………… 136
分岐点 ……………… 197, 198
米国精神医学会 ………… 3, 51, 187
ベネフィット・ファインディング ……………… 5, 101, 103, 197
ベネフィット・ファインディング評価尺度 ……………… 105, 106, 107

ま

末期がん ………………… 43
矛盾 ……………………… 208, 210
喪 ……………………… 186, 187
目的志向的発想 …………… 181

や

やりぬく力 ………………… 122

ら

来談への抵抗 ……………… 87
ライフイベント …… 77 133, 172, 173
螺旋 ……………………… 209
リカバリー ………… 108, 109, 111
離婚裁判 ……………… 157, 159
理念 ……………… 155, 156, 206
リフレーミング ………… 155, 159
良循環 …………………… 169
量的 …… 36, 56, 77, 106, 146, 201
臨床スポーツ心理学 ………… 86
レジリエンス（resilience）… 44, 55 75, 78, 97, 99, 108, 131, 133, 134, 171, 173, 181, 182, 205, 206
ロールモデル ……………… 14, 42

数字

4C ……………………………… 83
5因子モデル ……………… 118, 124

欧字

Action-focused growth（行動を重視した成長）……………… 8
BASE ……………… 66, 69, 75, 76
Benefit Finding Scales ………… 57
benefit reminding ……………… 101
Complicated Grief Treatment … 186
　⇒「Complicated Grief Treatment」は「複雑性悲嘆治療」も参照のこと。
DSM-5 ……………………………… 51
DSM-IV ……………………………… 51
Mortality Salience 操作 ………… 135
Post-Posttraumatic Growth（P-PTG）
　……………………………… 15, 30
Posttraumatic Growth 2, 20, 52, 117
P-PTG ……………………………… 15
PTG ……………… 20, 53, 70, 102
　⇒「PTG」は「外傷後成長」,「心的外傷後成長」も参照のこと。

PTGI …………… 5, 52, 76, 201, 203
　⇒「PTGI」は「心的外傷後成長尺度」も参照のこと。
PTGI-42 ………………………… 208
PTGI-X ………………………… 204
PTGの関連要因 ………… 53, 57, 58
PTGの理論モデル …… 11, 172, 178
PTSD　3, 30, 44, 51, 131, 144, 152, 153, 154, 170, 172, 196
　⇒「PTSD」は「心的外傷後ストレス障害」も参照のこと。
PTSS ……………… 51, 52, 53, 55
Quality of Life …………………… 55
SOBA-SET ……………… 68, 75, 76
SOSE ………… 66, 68, 69, 75, 76
Stress-Related Growth（SRG）
　………………………… 102, 105, 197
　⇒「Stress-Related Growth（SRG）」は「ストレスに関連した成長」も参照のこと。
Terror Management Theory：存在脅威管理理論 ………… 8, 135
yearning ………………………… 188
　⇒「yearning」は「切望」も参照のこと。

執筆者一覧（執筆順）

宅　香菜子	編者	
上條菜美子	筑波大学大学院人間総合科学研究科博士後期課程	
開　　浩一	長崎ウエスレヤン大学現代社会学部社会福祉学科准教授	
清水　　研	国立がん研究センター中央病院精神腫瘍科科長	
副島　尭史	東京大学大学院医学系研究科助教	
大城　　怜	東京大学大学院医学系研究科修士課程	
上別府圭子	東京大学大学院医学系研究科教授	
小澤　美和	聖路加国際病院小児科医長	
近藤　　卓	山陽国際大学総合人間学部生活心理学科教授	
中込　四郎	筑波大学体育系教授	
荒井　弘和	法政大学文学部心理学科准教授	
上野　雄己	日本学術振興会特別研究員PD	
千葉　理恵	兵庫県立大学地域ケア開発研究所准教授	
堀田　　亮	岐阜大学保健管理センター助教	
小塩　真司	早稲田大学文学学術院教授	
西　　大輔	国立精神・神経医療研究センター精神保健研究所精神保健計画研究部室長	
平野　真理	東京家政大学人文学部講師	
脇本竜太郎	明治大学情報コミュニケーション学部専任講師	
若島　孔文	東北大学大学院教育学研究科准教授	
張　　新荷	西南大学心理学部講師	
森川　夏乃	東北女子大学家政学部助教	
内田由紀子	京都大学こころの未来研究センター准教授	
鈴木　伸一	早稲田大学人間科学学術院教授	
松井　智子	日本学術振興会特別研究員PD／大阪大学大学院人間科学研究科	
伊藤　正哉	国立精神・神経医療センター認知行動療法センター研修指導部研修普及室室長	
中島　聡美	福島県立医科大学放射線医学県民健康管理センター特命准教授	
新明　一星	国立精神・神経医療研究センター認知行動療法センター流動研究員	

（所属・役職などは2016年11月当時）

編者紹介

宅　香菜子（たく・かなこ）
2005年名古屋大学大学院教育発達科学研究科博士課程後期課程修了。博士（心理学）。ノースカロライナ大学シャーロット校心理学部客員研究員を経て2008年よりオークランド大学心理学部アシスタントプロフェッサー。2014年より同アソシエイトプロフェッサー。2020年より同プロフェッサー。専門は心理学。主要著・訳書『悲しみから人が成長するとき──PTG（Posttraumatic Growth）』（風間書房，2014年），『心的外傷後成長ハンドブック──耐え難い体験が人の心にもたらすもの』（医学書院，2013年），『心理学の卒業研究ワークブック──発想から論文完成までの10ステージ』（金子書房，2015年）他。
研究室URL：https://kanakotaku.com/

PTGの可能性と課題

2016年11月10日　初版第1刷発行　　　　　　　［検印省略］
2025年3月10日　初版第2刷発行

編著者　宅　香菜子
発行者　金子紀子
発行所　株式会社　金子書房
〒112-0012　東京都文京区大塚3-3-7
TEL 03-3941-0111㈹
FAX 03-3941-0163
振替　00180-9-103376
URL　http://www.kanekoshobo.co.jp

印刷／藤原印刷株式会社　　製本／有限会社井上製本所

© Kanako Taku et al. 2016　Printed in Japan
ISBN 978-4-7608-3263-7　C3011

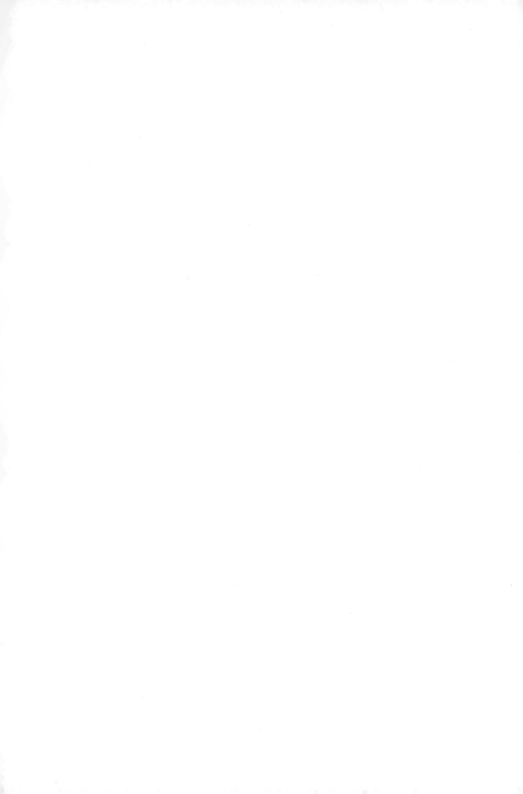